Une infirmière allemande au Cameroun

1913-1916

Sœur Grete Kühnhold

Une infirmière allemande au Cameroun

1913-1916

Traduit de l'allemand et préfacé par Gilles René Vannier

L'Harmattan

Édition originale :
Grete Kühnhold
In Friedens- und Kriegszeiten in Kamerun

5-7, rue de l'Ecole-Polytechnique, 75005 Paris

http://www.editions-harmattan.fr

ISBN : 978-2-343-15393-3
EAN : 9782343153933

Table des matières

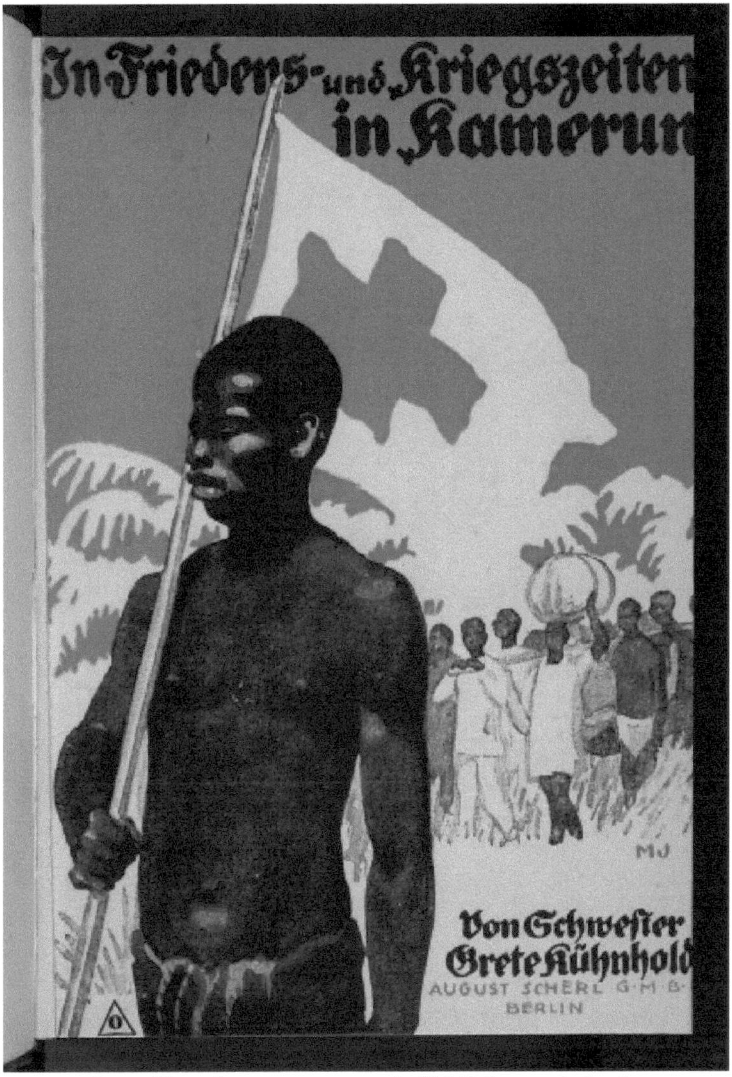

Première de couverture de l'édition originale.

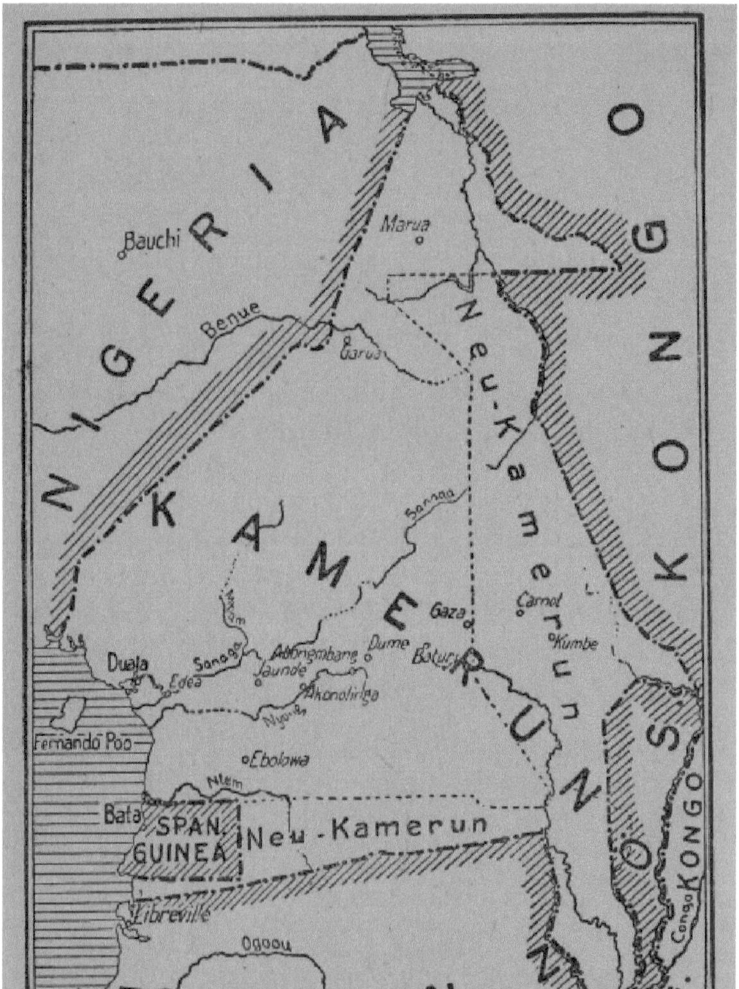

Carte du Cameroun[1]
Extraite de l'édition originale

[1] Lors de la transcription des noms de lieux allemands en français, les changements les plus fréquents sont : J devient Y ou reste J, U devient OU, E devient É ou reste E, K devient C ou reste K. Par exemple : Kamerun → Cameroun / Jaunde → Yaoundé / Kumbe → Koumbé.

Une infirmière allemande au Cameroun

par sœur Grete Kühnhold

Sœur de l'association allemande des femmes de la Croix-Rouge pour les colonies[2]

Traduit de l'allemand par Gilles René Vannier,
d'après l'édition originale de 1917,
« In Friedens- und Kriegszeiten in Kamerun »,
numérisée par la bibliothèque universitaire de Tübingen

[2] L'association allemande des femmes pour les soins infirmiers dans les colonies, fondée en 1888, a été rattachée en 1909 à la Croix-Rouge et est devenue l'association allemande des femmes de la Croix-Rouge pour les colonies.

Préface du traducteur

Les voyages de la sœur Margarete (dite Grete) Kühnhold, traversant le Cameroun pour se rendre au lieu de son affectation sur le territoire de l'actuelle République Centrafricaine, puis revenant vers Yaoundé au début de la guerre, repartant en mission vers l'ouest ou le sud, pour se réfugier finalement dans la colonie espagnole devenue depuis la Guinée Équatoriale, fournissent un témoignage précieux et accessible à un large public sur ce qu'était le Cameroun allemand à l'époque de la Grande Guerre.

Bien entendu, la sœur Grete n'hésitait pas à affirmer ses opinions colonialistes. Mais sa franchise l'a amenée à ne pas nous cacher les faits, et en creux de son récit apparaissent les nombreuses formes de résistance, passives ou actives, de la population camerounaise.

Nicole Schweig, dans son ouvrage sur les soins infirmiers laïques dans les colonies allemandes d'Afrique[3], a étudié le quotidien des sœurs de la Croix-Rouge pour les colonies. Rares femmes seules dans un univers masculin, elles devaient se faire respecter personnellement et professionnellement par leurs compatriotes à une époque où l'égalité des sexes n'était pas de mise. L'autonomie dont bénéficia la sœur Grete doit se comprendre comme le résultat d'une évolution du statut des infirmières depuis le début de la colonisation et de la nécessité due aux circonstances de la guerre.

---

[3] *Voir bibliographie en fin d'ouvrage.*

La sœur Grete était du côté des oppresseurs de par sa nationalité et ses convictions colonialistes, mais en état d'infériorité de par son sexe et son appartenance au camp des vaincus. Cette dualité nuance le récit et en renforce l'intérêt.

Pour éclairer le lecteur sur des évènements datant de plus d'un siècle, des notes de bas de page et une courte bibliographie ont été ajoutées lors de la traduction.

I. Traversée par mer et par terre

Après un séjour de dix ans dans nos colonies africaines du Sud-Ouest et de l'Est, ma destinée m'amena en 1913 au Cameroun, et plus précisément au plus profond de ce pays, au Nouveau Cameroun[4]. Ce célèbre Nouveau Cameroun dont on parlait tellement alors, et qui avait été échangé par les Français contre des prétentions marocaines. J'avais apprécié mon séjour au Sud-Ouest Africain entre 1900 et 1905, malgré toutes les révoltes de 1904-1905[5], j'avais beaucoup aimé l'Est Africain, la plus belle de nos colonies et aussi la plus évoluée, mais je n'éprouvais pas de sympathie pour le Cameroun. C'est donc par devoir que j'embarquai en septembre 1913 à Hambourg à bord du superbe « Professor Woermann », navire tombé depuis près de deux ans aux mains des Anglais, et découvris à cette occasion une bonne partie des côtes d'Afrique de l'Ouest. A notre arrivée à Victoria[6], on annonça aux passagers une quarantaine de six jours, car nous avions fait escale à Lagos où régnait la fièvre jaune. Nous allâmes alors à Kribi sans faire escale à Douala, puis revînmes à Victoria et enfin débarquâmes à Douala le 20 octobre.

Déjà là, quelle différence entre l'Est Africain et le Cameroun ! Entre Dar es Salam ou Tanga et Douala ! À

---

[4] Par le traité signé à Berlin le 4 novembre 1911, l'Allemagne renonçait à ses prétentions sur le Maroc et la France cédait à l'Allemagne 272 000 km^2 de territoires limitrophes du Cameroun, situés actuellement à l'ouest de la République Centrafricaine, au nord du Gabon et de la République du Congo.

[5]Les Héréros se rebellèrent en 1904, et tuèrent environ 180 colons allemands, épargnant le plus souvent femmes, enfants et missionnaires. Le général allemand Lothar von Trotha mena contre les Héréros une répression qui est considérée comme le premier génocide du XXe siècle (environ 65.000 Héréros périrent).

[6]Victoria est le nom que portait la ville de Limbé jusqu'en 1982.

cette époque les Douala, qui plus tard se comportèrent si traîtreusement, étaient en cours d'expropriation, ils devaient quitter la ville européenne pour des raisons sanitaires et être réinstallés à l'extérieur du centre-ville élargi. Ils s'opposaient avec force à cette mesure, qui avait été appliquée dans l'Est Africain sans rencontrer ce type de difficulté.

Après plusieurs jours de préparatifs, nous étions prêts à voyager vers l'intérieur, deux sœurs pour le camp de sommeilleux[7] de Koumbé[8] près de Carnot et un administrateur. Les provisions pour presque une année étaient emballées, et on nous avait fourni le matériel de campement. Le voyage à Édéa par la ligne de chemin de fer centrale dura une demi-journée, nous traversâmes une forêt vierge dense, sans trace d'habitants ni de cultures. Encore une grande différence avec l'Est Africain, où le chemin de fer traverse continuellement un paysage de plantations, où la circulation des indigènes est si dense. C'est à Édéa, chef-lieu de district, que commença le vrai voyage de brousse. Nous nous mîmes en marche le 4 novembre 1913, accompagnés d'environ cent quarante indigènes, porteurs, cuisiniers, blanchisseurs, boys et de trois soldats, avec pour prochain objectif Yaoundé, que nous devions atteindre en neuf jours. La chance fut avec nous : alors qu'à Douala des tornades quotidiennes avaient amené de violentes averses, nous en fûmes préservés pendant les quarante-sept jours de notre voyage de brousse ; cette circonstance s'avéra exceptionnellement agréable.

---

[7] Sommeilleux : personne atteinte de la maladie du sommeil.

[8] La commune de Loumbé, située en République Centrafricaine à 65 km environ au sud-est de Carnot, à proximité de la rivière Mambere, était dénommée Kumbe pendant la colonisation allemande (prononciation : Koumbe), et s'appelait encore Khoumbé ou Koumbé en 1919. F.E. Phipps (article cité dans les références bibliographiques) atteste y avoir vu les vestiges du camp de sommeilleux à cette date.

En pays Bakoko le chemin largement dégagé nous conduisit des jours durant dans la plus dense des forêts vierges, puis au travers des célèbres monts Bakoko, qu'il fallait monter puis descendre. La caravane tout entière se mettait en mouvement avant le lever du soleil ; l'appel du réveil résonnait peu après quatre heures. À cinq heures déjà les tentes avaient été vidées, démontées et emballées. Après environ cinq heures de marche, interrompues à mi-chemin par une pause d'une demi-heure pour le petit déjeuner, nous faisions halte dans un village toujours charmant, accueillis solennellement par le Koukouma (chef) et ses accompagnateurs. Après sept jours nous arrivâmes en pays Yaoundé, et au neuvième en sa capitale fondée par Dominik[9] : « Yaoundé » qui se trouve sur une hauteur dégagée s'élevant à 700 mètres au-dessus du niveau de la mer, et offre un paysage plein d'attrait.

Après un changement de porteurs, présentant des difficultés dans un carrefour de circulation qui en fait un tel usage, ce qui nous octroya un jour de repos, nous continuâmes vers Akonolinga, le prochain poste gouvernemental sur les rives du Nyong.

Cette marche de cinq jours était pénible pour nos porteurs. Car sur un trajet de cent kilomètres, il fallait venir à bout d'environ soixante-dix montées et descentes. En raison de ce relief, le paysage de cette contrée était varié et attrayant. Nous trouvâmes le long de la grande route de nombreux villages indigènes bien soignés, tenus proprement et animés par du petit bétail, des porcs et des poules. Leurs habitants, des indigènes avec de nombreux enfants, étaient confiants et venaient facilement à notre rencontre. Ils nous ont fourni de la nourriture à profusion : poulets, œufs, fruits.

---

[9] Hans Dominik, 1870-1910, était un officier des troupes de protection du Cameroun (« Schutztruppe », troupe coloniale allemande) qui fut très actif dans l'exploration et la colonisation du Cameroun. Il a longtemps été chef du poste de Yaoundé.

À partir d'Akonolinga commença pour nous une autre façon de voyager. Pendant six jours, nous dûmes nous confier au Nyong. Des pirogues, bateaux sculptés à partir d'un énorme tronc avec un toit en nattes de palmes tressées pour se protéger du soleil brûlant des tropiques, étaient déjà prêtes dans le « port » d'Akonolinga. On casa dedans caisses et coffres, une paire de chaises longues fut installée pour nous à l'abri du toit. Nos serviteurs et les soldats qui nous accompagnaient trônèrent bientôt sur les caisses, et dans chaque pirogue neuf pagayeurs étaient installés près du bord. Nous partîmes, remontant le Nyong qui coulait en d'incroyables méandres, sombre et indolent, un vrai fleuve de la forêt vierge, traversant parfois la forêt, parfois de vastes prairies. Les pirogues glissaient lentement, très lentement, au tempo régulier des courtes pagaies en forme de pelle, tantôt au milieu du fleuve, tantôt au travers d'un enchevêtrement de joncs. Un voyage monotone, cependant intéressant, du moins au début pour les novices que nous étions. Nous devions en permanence prendre garde aux glossines (Glossina palpalis) qui transmettent aux hommes la maladie du sommeil et qui là-bas pullulaient quand les rives étaient couvertes de broussailles, et affamées s'attaquaient à nos bateaux.

Vers le soir nous accostions le long des villages étapes, qui sont édifiés tout près de la rive. Les tentes étaient montées, le repas du soir préparé, et après que le chef du lieu nous avait apporté la nourriture, tous étaient couchés et dormaient profondément pour pouvoir continuer le voyage le matin suivant, dans le gris du brouillard. Nous atteignîmes au troisième jour à Ayos le camp de sommeilleux créé environ un an auparavant. Nous devions avoir ici le premier aperçu de notre futur travail. Les deux sœurs affectées sur place nous conduisirent à travers leur royaume. Le lotissement des maisons pour Européens, aérées et construites légèrement à la mode indigène avec des nattes de palmes, était charmant. Mais quelle tristesse, quelle grande tristesse que la vision des sommeilleux, dont beaucoup étaient amaigris jusqu'à l'état de squelette, dont les yeux exprimaient souvent la démence ou l'idiotie et qui cherchant la chaleur, s'asseyaient ou gisaient auprès du feu ou sous les rayons brûlants du soleil.

La vision de ces pauvres créatures qui avaient accédé trop tardivement à des soins médicaux et allaient à leur mort certaine était affligeante. L'impression qu'ils faisaient était plus effroyable que celle des lépreux, qui étaient aussi hébergés dans le camp.

Le jour suivant nous allâmes à Abong-Mbang. Une entreprise privée avait cherché à rendre le transport sur le Nyong plus rapide et plus sûr, et mettait à disposition un canot à moteur. Après avoir navigué les deux derniers jours dans une région particulièrement riche en mouches, nous avons délaissé nos lentes pirogues, et avons atteint notre but à bord du confortable canot à moteur quatre heures plus tôt.

Le poste d'Abong-Mbang est superbe, haut et dégagé ; nous y séjournâmes cinq jours, car il n'y avait pas assez de porteurs disponibles sur place. Ils devaient être amenés de villages éloignés par des bateaux de l'administration, car on ne pouvait pas continuellement faire appel aux localités proches pour les services de portage.

Nous eûmes donc le loisir de découvrir un poste gouvernemental aménagé de façon exemplaire, avec de vastes installations. Nous vîmes des champs de céréales, pommes de terre, macabo, manioc et des jardins potagers, où prospéraient non seulement les légumes européens, mais aussi des fraises. Plus loin nous trouvâmes aussi une forêt claire de bananiers et un grand élevage de bovins et de volailles. Nous vîmes aussi à Abong-Mbang les dernières femmes blanches ; plus loin vers l'intérieur nous devrions être les premières.

À partir de là notre itinéraire nous conduisit au travers du territoire des Maka, une tribu notoirement cannibale qui à ce que l'on disait n'épargne pas ses propres anciens, et qui encore en 1910, avait sacrifié un marchand allemand qui avait été dévoré. Dominik avait à l'époque entrepris une expédition punitive qui avait soumis la tribu pour un moment.

Les Maka, plus craintifs que les autochtones rencontrés jusqu'ici, n'éveillaient pas précisément la confiance. Les hommes en particulier avaient l'air repoussant, avec leurs cheveux et barbes embroussaillés. Nous arrivâmes bientôt sur une grande route automobile en construction entre Abong-Mbang et le poste militaire de Doumé, une route splendide dans le contexte camerounais, construite par des indigènes supervisés par un sous-officier des troupes de protection. Deux journées de marche fatigantes furent suivies d'un jour de repos supplémentaire à Doumé, qui à l'époque était encore un site militaire, mais qui devait bientôt passer sous administration civile. Les sommeilleux du voisinage étaient rassemblés dans un petit camp, comme nous l'avions déjà vu à Mbidalong le long du Nyong. En partant de Doumé nous avons marché à la lisière de la forêt vierge, et de temps en temps déjà à travers la savane. Les villages et les plantations indigènes étaient rares, la région était toujours plus pauvre en hommes, l'approvisionnement toujours plus difficile.

Nous, les sœurs, provoquions fréquemment un vif étonnement chez les indigènes, qui ne connaissaient pas encore les femmes blanches. Les femmes et les enfants suivaient nos hamacs avec des cris sans retenue et les trilles sonores si typiques, attirant leur attention mutuelle sur la grande merveille « nari, nari ! » . C'étaient des jours difficiles pour les porteurs, de rudes marches quotidiennes de trente kilomètres, avec peu de repos. Au cinquième jour, nous traversâmes la Kadeï, une belle rivière de la forêt vierge relativement large à fort débit, qui en un cours rapide fait rouler ses flots sombres entre des berges couvertes par les arbres de la forêt vierge. Alors que nous attendions sur l'autre rive la traversée de nos porteurs, arrivèrent soudain au galop des indigènes, montés sur des chevaux au harnachement pittoresque, suivis par d'autres à pied, produisant un bruit d'enfer au moyen de toutes sortes d'instruments de musique. C'était des chefs haoussa, maka, baya, kaka qui nous transmirent un pli du chef de poste de Baturi, un médecin militaire, et devaient nous saluer avec leur suite en tant que premières femmes blanches du Nouveau Cameroun. Une scène pittoresque : sous les hauts géants élancés de la forêt vierge, tout près de la berge de la Kadeï, le fourmillement des indigènes avec de larges habits colorés et plissés, ornés de nombreuses amulettes et d'une longue épée, les chevaux complètement recouverts par des étoffes et des chabraques[10] tissées d'argent, de longs ornements rouges de la tête et du front avec d'innombrables pompons et cordons, et de hautes selles aux dossiers décorés. Et tout ce peuple nous emmena dans la montée vers Baturi, qui juchée sur un mont domine son voisinage. En 1911 encore les indigènes avaient essayé d'attaquer le poste, mais l'attaque avait été heureusement éventée.

On annonça aux porteurs qu'ils devaient continuer encore quatre jours jusqu'à Gaza, à la frontière de la zone de maladie du sommeil. Cette nouvelle effrayante en amena plusieurs à prendre le large sous le couvert de la nuit, et d'autres à se déclarer malades, de sorte qu'on dut leur trouver des remplaçants. Et ensuite nous continuâmes à travers la savane ! Pas d'hommes, pas de villages, pas de huttes ni de champs. De l'herbe, de l'herbe plus haute qu'un homme, à travers laquelle s'enroulait un sentier parfois très étroit, qui tournait continuellement tel un sentier indigène.

[10] La chabraque est un tapis de selle de forme rectangulaire.

Le paysage était vallonné et ondulé, et parfois les hauteurs offraient une large vue vers le lointain. À l'horizon on voyait de sombres nuages de fumée et des flammes qui s'élançaient, car les incendies de savane avaient déjà commencé. Dans les bas-fonds nous trouvions d'étroites bandes forestières, qui suivaient de nombreux cours d'eau larges ou étroits, tantôt clairs et rapides, tantôt troubles et marécageux. Ici et là se trouvaient des palmiers rôniers et dattiers isolés ; et au-dessus de tout une légère brume, qui recouvrait d'un gris incertain ciel et horizon : l'harmattan. Chemins, ponts et passerelles n'étaient pas en bon état comme dans l'Ancien Cameroun, mais complètement négligés. Le pays n'était devenu possession allemande que depuis le 1er avril 1913 ! Les indigènes disaient que les Français n'avaient construit ni chemins, ni ponts, sans parler de villages. D'après eux c'était pour cela que nous avions reçu le pays. Quand nous atteignîmes enfin Gaza, après quatre jours de marche fatigante, avec très peu de ravitaillement, nous fîmes une pause, surtout à la demande des porteurs, car la chaleur torride du soleil est de loin la plus grande épreuve de la savane.

De nombreux porteurs furent renvoyés; Gaza, indemne de la maladie du sommeil, était une frontière de la zone de la maladie. Aucun indigène ne devait traverser la frontière, cette mesure collective était destinée à enrayer l'extension de cette terrible épidémie exterminatrice. Quatre jours de marche supplémentaires avec des porteurs autochtones à travers ce que l'on appelle la steppe aux arbres fruitiers nous amenèrent jusqu'à Carnot, l'ancien poste français au bord de la Mambere, une rivière semblable à la Kadeï. Et après deux autres jours de marche nous atteignîmes enfin notre but, le 20 décembre 1913.

2. Déclaration de guerre et retour vers l'Ancien Cameroun

Koumbé est un ancien établissement français, sombre et sans air. Il a été utilisé pour loger des Européens en économisant temps et argent. Notre habitation était une maison de brousse, dont les murs penchés sous le vent délimitaient deux petites pièces. Le plafond couvert de nattes ne se trouvait qu'à 2,40 mètres d'un sol sableux naturel. Les volets et les portes étaient faits avec des planches de caisse liées ensemble avec de la ficelle. Le toit pentu était recouvert d'herbes ! Les bâtiments de service, laboratoires, etc. étaient construits dans le même style. Lors des fréquentes tempêtes de sable, les ouvertures, portes et fenêtres dépourvues de vitres,, étaient fermées au plus vite et on attendait dans une obscurité tombale la fin du mauvais temps. Mais en peu de temps et avec un courage nouveau nous nous sommes installées certes simplement, mais comme à la campagne.

Tous les jours, il y avait de l'inhabituel et du nouveau. Énormément de travail nous avait attendues. Des piles de préparations de sang de sommeilleux provenant de nombreuses localités proches et éloignées s'entassaient. La région entière de Koumbé Carnot était un grand camp de malades, avec une proportion de malades de 40 à 50 % de la population. Ceux qui avaient été jusqu'ici les maîtres du pays, les Français, n'avaient rien fait pour combattre l'épidémie. Mais ils avaient dépouillé le pays, avaient levé avant leur départ tous les impôts pour l'année 1913 en cours, et avaient raconté aux indigènes que cela irait mal pour eux avec les Allemands, et plus encore. La population n'était pas complètement soumise, on s'adonnait partout au cannibalisme. Peu de mois avant notre arrivée à Koumbé, le lieutenant von Raven, chef de poste de Nola à quelques jours de marche de Koumbé, avait été tué par arme à feu lors d'une embuscade, pas trop loin au sud dans le pays yangéré. L'expédition punitive était en cours, et en attendant l'insécurité était grande. À Koumbé même il fallait surmonter de grandes difficultés. D'abord, il fallait trouver de la nourriture pour les malades du camp, les ouvriers, les soldats et tous les indigènes, et ceci auprès de villages qui pour la plupart ne la fournissaient qu'à contrecœur. Il fallait ensuite aménager des fermes et nettoyer un camp insalubre. Ce qui signifiait bâtir des maisons, créer des jardins potagers. Toute la journée il y avait pléthore de travail au camp, à la polyclinique, à la pharmacie et au laboratoire. Nous nous sommes en outre efforcées d'aménager les pièces de service de façon moins primitive. Un élevage de glossines fut créé, les bovins, les chevaux, tous les animaux possibles furent dépistés et soignés. Les indigènes commencèrent à gagner en confiance, certains affirmaient que la maladie du sommeil avait été stoppée. Les médecins et les aides sanitaires, toujours en déplacement, dépistaient tous les indigènes qu'ils pouvaient joindre, les soignaient, veillaient au transport des plus malades vers le camp. Les villages qui étaient dans des zones réellement en danger, en brousse et trop près de l'eau, furent déplacés ou assainis, des décrets furent promulgués pour régler la circulation avec les zones saines, des interdictions d'accès furent édictées. On envisageait de transférer le camp de sommeilleux de Koumbé dans une zone plus saine, qui aurait aussi moins mis en danger les Européens. La lutte contre la maladie devait s'étendre à d'autres districts. Des expéditions scientifiques visitaient les régions où l'épidémie régnait ou menaçait pour mettre au point une lutte harmonisée sur une plus grande échelle quand soudainement, de façon totalement inattendue pour nous qui étions au delà de la forêt, la guerre éclata. La guerre qui détruisit tout notre travail, rendit vain tout ce que nous avions fait et ouvrit toutes grandes les portes pour l'extension de l'épidémie. La poste nous arrivait à la fréquence de quelques semaines ; il lui fallait quatre à six semaines pour venir de Douala, et la poste européenne datait déjà d'au moins deux mois. Nous n'avons donc rien su des préludes à la guerre, et les messages de la poste à drapeau[11] qui nous arrivèrent en un temps incroyablement court par des courriers à cheval nous prirent totalement au dépourvu. Que la guerre en Europe puisse se propager jusqu'aux colonies nous paraissait alors incroyable. Nous pensions à cette époque que Anglais eux-mêmes n'iraient pas à ce point mettre en jeu la réputation de la race blanche devant les gens de couleurs.

Mais nous devions penser à la retraite, car on ne pouvait plus compter sur la protection des postes militaires. Une période de travail intense commença pour nous. Si nous devions retourner vers l'Ancien Cameroun, nous voulions emporter tous les biens meubles. Le départ de la première caravane devait avoir lieu dans les prochains jours. Des soldats et des garçons de courses de l'administration furent envoyés dans les villages avoisinants pour rassembler les porteurs dont nous avions besoin. D'abord de bonne volonté, les indigènes firent bientôt des difficultés, et nous expliquèrent qu'ils ne nous devaient plus obéissance, puisque les Français allaient bientôt revenir. Ce comportement récalcitrant était dû, ainsi que cela s'avéra

[11] La poste à drapeau était une organisation postale spécifique au Cameroun allemand, utilisée surtout pendant la guerre. Entre les postes gouvernementaux ou militaires, les messages étaient transmis par des coureurs transportant un bâton terminé par le drapeau de l'Empire allemand, le courrier étant inséré dans le bâton. Les coureurs pouvaient être remplacés par des cavaliers. Le coureur du prochain village était informé par tam-tam qu'il devait se préparer, le service n'était pas interrompu la nuit, si bien qu'il était possible de parcourir près de 400 km en 24 heures.

plus tard, aux manigances d'anciens soldats français. Et ce n'est qu'après maintes peines que le 22 août nous pûmes partir en dernier, le médecin militaire commandant le camp, l'administrateur et moi, de Koumbé vers Carnot avec quelques porteurs, le cœur gros de devoir laisser notre travail, nos maisons, nos jardins, toutes les installations, mais aussi les malades à leur destin. Déjà quelques jours avant notre départ la nouvelle nous était parvenue que le poste de douane de Singa sur l'Oubangui était tombé aux mains des Français et des Belges, que le seul Allemand, un douanier, avait été fait prisonnier pendant la nuit, mais que les dix soldats avaient réussi à s'échapper. Et le matin du 22 août nous avions été informés par la poste à drapeau de l'occupation de Mbaïki par l'ennemi. Notre très faible garnison s'était retirée, car il n'était pas pensable de pouvoir défendre le poste de Mbaïki. Il était donc grand temps que les paisibles combattants contre la maladie du sommeil que nous étions se retirent. Après ces nouvelles il n'y avait plus de doute possible, la guerre allait entraîner les colonies dans la tourmente. L'insécurité dans notre proche environnement nous contraignait aussi au départ. Nous avions appris par les indigènes que nos voisins les gens de Gorgouta, dont le village n'était éloigné que d'une dizaine de minutes, voulaient nous attaquer. Une patrouille qui assurait la protection du flanc de la caravane leur inspira une peur salutaire, ils battirent en retraite.

Avec de nombreuses difficultés, nous continuâmes notre voyage à pied, sous une canicule indescriptible. On ne pouvait songer aux hamacs, à cause du manque de porteurs. Nous prîmes avec nous comme une aide bienvenue quarante porteurs qui s'en retournaient à vide, sévèrement gardés par nos soldats. Alors, au milieu de la nuit, une multitude de pieds déchaînés marchant et courant, des cris et des appels. Des coups de feu partaient ; une grande partie des porteurs avait disparu à la faveur de l'obscurité de la nuit dans la brousse épaisse, malgré le feu flamboyant entretenu par la garde et les postes de garde.

Ce n'est qu'au quatrième jour que nous vîmes Carnot, où nous étions passés huit mois plus tôt, maintenant vide de ses habitants. La garnison avait déjà transféré son camp de campagne à Tedoa, au nord-est près de la frontière. Les employés des factoreries françaises de Carnot et des alentours avaient été envoyés comme prisonniers de guerre vers Baturi, pour être emmenés ensuite vers un camp de prisonniers. Nous trouvâmes dans la factorerie de Carnot un manuscrit aux couleurs françaises intitulé « Vive la France », où les Français se plaignaient de leur captivité. Nous retrouvâmes dans le grand établissement Haoussa nos Haoussa de Koumbé, qui avaient quitté Koumbé avant nous par peur des Yangéré ; plus tard ils suivirent constamment les troupes allemandes.

Carnot devint provisoirement notre domicile. Tous les jours arrivaient des messages par poste à drapeau, qui amenaient des nouvelles de la côte, d'Allemagne et de l'intérieur. Dans les premières semaines, aussi longtemps que la grande station de radio de Kamina au Togo fonctionna, les nouvelles de la patrie arrivaient régulièrement, les nouvelles merveilleuses des temps exaltants et magnifiques d'après la déclaration de guerre, la prise de la Belgique, la bataille près de Metz, que nous fêtâmes avec grand enthousiasme le dimanche 30 août avec la 5e compagnie. Cette dernière, lorsqu'elle apprit que l'ennemi progressait en venant de l'est, s'est portée à son devant et a engagé le combat mi-septembre. Elle a montré aux Français qu'il ne leur serait pas facile de conquérir le Cameroun, malgré leur supériorité numérique et l'avantage qu'ils avaient sur les voies d'eau.

Je serais volontiers restée à Carnot pour aider là où il y avait besoin, mais ne pouvais m'opposer aux objections du médecin militaire et du chef de compagnie, pour qui il était totalement exclu qu'une sœur restât là-bas dans ces circonstances. Et lorsque la poste à drapeau nous apporta l'ordre formel du gouverneur que les sœurs devaient se rendre à Yaoundé, je n'eus plus qu'à me soumettre. Alors, je fis de nouveau mes bagages, dis adieu à la lutte contre la maladie du sommeil que nous avions encore menée à Carnot autant qu'il était possible, visitai encore une fois nos vastes jardins potagers créés pour la troupe de protection, et quittai mon logement plus que primitif, un petit pavillon qui était autrefois salle à manger d'un officier français, pour aller à Baturi. La marche de retour se fit avec une foule de porteurs et tous les bagages, traversa la Mambere puis la steppe en passant par Gaza vers Baturi, sans changement de porteurs. Le manque de temps nous contraignit à prendre avec nous des Baya, malgré le danger pour la zone indemne de maladie du sommeil. Tant avait été fait en neuf mois dans la savane ! Des ponts avaient été construits, des chemins améliorés, des relais et des abris étaient presque partout prêts à accueillir les voyageurs. Ici ou là des villages étaient apparus, peuplés de Kaka, qui avaient aménagé des fermes, de sorte que les difficultés d'approvisionnement étaient bien moindres que l'année précédente. Comme ces débuts si brefs étaient prometteurs !

À Baturi aussi presque tout le monde était parti vers l'Est, à la rencontre de l'ennemi. Il n'y avait plus que deux Européens et très peu de soldats. J'avais voyagé de Carnot jusqu'ici avec le médecin militaire de Koumbé, mais on me dit que je devais partir seule de Baturi. Deux soldats et quelques garçons de courses de l'administration me furent donnés en escorte. Mais auparavant il fallait attendre le retour d'une patrouille indigène qui avait été envoyée dans les villages soupçonnés de vouloir se révolter, et de son résultat dépendait si je pouvais réellement voyager sans la protection d'un blanc. Les soldats revinrent et amenèrent les chefs des villages récalcitrants. Naturellement ils se déclarèrent tout à fait innocents. En tout cas je partis le lendemain avec environ cent dix indigènes et parvins dans le temps imparti et sans incident particulier à Doumé, malgré la saison des pluies et les chemins boueux qui rendaient la progression si pénible. On voyait partout des signes de la guerre, il n'y avait plus dans les localités que des Européens isolés qui étaient chefs des relais de poste, tous les autres avaient été incorporés dans la troupe. Dans les villages et leurs environs, les indigènes étaient en pleine activité, aménageant des champs et faisant fructifier les terres, tout cela à l'instigation du gouvernement, afin de pouvoir mener de longues campagnes sans difficultés d'approvisionnement. A Nyassi, ce village de la route de Baturi à Doumé qui plus tard fut si disputé, il y avait un grand rassemblement indigène : une patrouille noire expliquait clairement au chef ce qu'il fallait faire, et celui-ci l'expliquait à ses sujets.

À Doumé on était en train de mener des travaux de fortification et de former des recrues. Il y avait de nouveau ici des nouvelles de la guerre dans la patrie et la colonie, sur les succès et les victoires, ici et là-bas. Partout l'ennemi était repoussé et avait de grandes pertes. Mais les premiers combats menés à la périphérie du Cameroun avaient aussi fait des victimes dans notre troupe de protection.

Ici aussi, il n'était pas possible de changer de porteurs : la troupe avait besoin de tous les gens disponibles. Nous devions continuer avec mes Baya, même si c'était à contrecœur. Nous atteignîmes Abong-Mbang en trois jours. J'ai trouvé que le poste avait beaucoup changé à son avantage. En juste dix mois des maisons avaient été construites, de jolis parterres de fleurs avaient été aménagés. Je me suis installée dans le nouveau relais, et ai congédié mes porteurs rayonnants de joie, qui ne pouvaient échapper assez vite au danger d'être retenus pour une nouvelle mission de portage, et j'ai appris ici que la veille, le 27 septembre, Douala était tombée aux mains de l'ennemi et que de nombreux Allemands avaient été faits prisonniers. La troupe s'était retirée, le gouverneur était en route vers Yaoundé. Supposant que nos cinq sœurs de Douala étaient maintenant à Yaoundé, j'ai demandé par télégraphe si je devais poursuivre mon voyage. Dans l'intervalle j'ai déballé mes outils, mon microscope et mes préparations pour me consacrer autant que possible au travail si soudainement interrompu, en attendant un proche retour à Koumbé. Nous avions alors l'espoir qui apparaît maintenant chimérique, que la guerre allait se terminer en quelques mois, et que nous allions retrouver ce que nous avions perdu aussi vite que possible.

Il y avait aussi des rumeurs de combat et de lourdes pertes dans l'endroit le plus en dehors de la colonie, dans et près d'Ukoko[12]. On apprit aussi plus tard que les Français avaient fusillé là-bas un jeune marchand qui se refusait à révéler l'emplacement des mitrailleuses allemandes.

Mais je ne devais pas rester. « Au cas où je ne serais pas affectée au soin des blessés de la division de l'Est, je devais poursuivre mon voyage vers Yaoundé ». Mais où était la division de l'Est ? Loin d'Abong-Mbang, en partie de ce côté de la Kadeï, mais aussi de la Mambere, en partie au sud-est près de Moloundou, Yokadouma, ou dans des contrées où il n'était pas question d'employer une sœur.

On continue donc ! Les pirogues étaient prêtes pour descendre le Nyong vers Akonolinga. On me confia une mitrailleuse, que Yaoundé exigeait urgemment, et nous passâmes devant Ayos, l'ancien camp de sommeilleux reconverti en camp de prisonniers de guerre. Ici aussi, on avait dû laisser les malades du sommeil à leur destin, on

---

[12] Ukoko (prononcez « Oukoko ») était le nom allemand de Cocobeach (Gabon)

avait interrompu le travail à contrecœur, comme à Mbidalong, Momendang et Doumé.

Akonolinga était très animé. On remarquait des signes de rébellion et d'agitation chez les indigènes, comme cela avait déjà été le cas vers Abong-Mbang. Après le départ de la compagnie au front le poste était presque dépourvu de protection militaire, circonstance de poids pour les éléments rebelles. Mais aussi pour le chef de poste, qui en plus de ses occupations habituelles devait aménager les défenses du poste, et garder constamment les indigènes à l'œil.

J'ai marché cinq jours d'Akonolinga à Yaoundé, que j'atteignis le dimanche 18 octobre 1914 au matin.

Quel beau tableau, vu de la route d'Akonolinga ! Les maisons des Européens étaient dispersées sur une vaste étendue, au nord les monts bleu foncé sur lesquels se détachait joliment en blanc l'hôpital européen et les bâtiments plus petits du nouvel hôpital indigène. L'école du gouvernement était sur les longues hauteurs de l'ouest, dont les pentes étaient couvertes de champs de maïs. En face, à l'est de Yaoundé, de ce côté-ci d'une dépression pleine d'eau, le grand village haoussa avec de nombreuses cours et cases. Et juste devant moi l'administration de district, un grand complexe à l'intérieur de murs blancs couronnés de zinc, entouré de charmantes installations.

Mon chemin passa devant de nombreuses factoreries pour me mener jusqu'à l'hôpital qui devait être ma résidence de guerre. Les deux sœurs du camp de sommeilleux d'Ayos étaient déjà là depuis des semaines. Mais les sœurs de Douala avaient été faites prisonnières à Douala. On n'en savait pas plus sur ce qui s'était passé dans la région côtière, et ce que l'on apprit au cours du temps reposait le plus souvent sur les récits des indigènes, qui étaient entremêlés d'inventions. Kribi avait été bombardée le 13 octobre depuis la mer, après expiration du délai accordé pour la reddition. La sœur Hedwig Meyer, le médecin et les malades avaient fui l'hôpital du lieu pour l'église de la mission catholique qui était dans un endroit plus sûr, puis s'étaient retirés quelques jours plus tard par étapes vers l'intérieur ; ils furent recueillis par la mission catholique de Ngowayang. Le destin de Kribi était variable, tantôt occupée, tantôt abandonnée par l'ennemi. Avant le bombardement, les femmes allemandes avaient été emmenées en sécurité à Buéa, l'ancien siège du gouvernement, à l'exception de l'épouse du docteur et de la sœur.

Quelques jours après mon arrivée sœur Maria Voigtländer fut mutée de Yaoundé à l'hôpital militaire de la ligne de chemin de fer centrale. La marche jusqu'à l'extrémité de la ligne en pleine saison des pluies fut particulièrement difficile.

Sœur Luise Grüneberg et moi avions entre-temps quitté le grand hôpital pour un petit bâtiment annexe, et nous avions aménagé un intérieur passable avec nos bagages et nos caisses. Le microscope et ses accessoires trouvèrent place dans la petite véranda, de sorte que je pouvais reprendre mon activité. Luise aidait à l'hôpital indigène qui devait peu à peu augmenter son activité pour répondre aux exigences du temps de guerre.

Une intense activité régnait à Yaoundé. Il s'agissait de former continuellement de nouvelles recrues, d'embaucher des porteurs et des aides porteurs qui devaient approvisionner la troupe. Presque chaque jour des chefs arrivaient à cheval à l'administration de district avec une suite nombreuse, portant des ornements de guerre, au son des tambours et des sifflets ; les colonnes de porteurs allaient et venaient. On construisait des maisons pour les Européens qui voyageaient, et pour ceux qui devant l'avancée de l'ennemi avaient dû se réfugier à Yaoundé avec femmes et enfants. On installa un atelier de fabrication de munitions, pour prévenir le manque de cartouches qui semblait inévitable vu notre isolement.

Au début, les combats de la troupe de protection furent couronnés de succès, partout les pertes de l'ennemi étaient élevées. Ainsi, il y avait à l'époque à l'hôpital de Yaoundé un jeune officier anglais, qui avait été fait prisonnier sans être blessé avec trois autres auprès de Nsanakang, et avait eu une sévère crise de paludisme lors de la marche vers le camp de prisonniers d'Ayos. Il ne pouvait penser au dur affrontement près de Nsanakang qu'avec des frissons - « Le plus épouvantable est que l'on puisse penser combattre avec des noirs contre des blancs, et c'était une honte éternelle pour l'Angleterre d'avoir amené la guerre dans les colonies. A ce sujet, les Anglais de l'extérieur étaient clairs. Ainsi le gouverneur du Nigeria n'aurait pris des mesures contre le Cameroun qu'après des ordres répétés. »

S'il semblait évident à cet Anglais que l'Angleterre était la première puissance maritime, il lui semblait aussi évident que personne ne pouvait se mesurer avec la première puissance terrestre, l'armée allemande. « Chacun le sait en Angleterre. Et que va-t-il arriver à la fin ? L'Allemagne va construire, construire, construire. » Des bateaux en effet, et après elle vaincra !

Les sources par lesquelles nous parvenaient des nouvelles du théâtre de guerre européen se tarissaient de plus en plus. Bien sûr, nous avions une petite tour de radio au kilomètre 203 de la ligne de chemin de fer centrale qui captait de temps en temps des messages sans fil. Mais Kamina, la grande station de radio, était détruite, et le câble Pernambouc-Monrovia avait été coupé par les Anglais. De temps en temps nous recevions quelques journaux allemands et des lettres isolées, assez pour nous informer sur l'état de la guerre en Europe.

Au Cameroun, c'était de plus en plus difficile. L'ennemi, en raison de sa supériorité numérique qui s'était encore accrue, et de celle de ses moyens matériels, avançait lentement. À l'est et au sud-est, mais aussi au sud et le long de la ligne de chemin de fer du Nord. Buéa fut occupée à la mi-novembre. Tous les Allemands, y compris les femmes et les enfants, furent faits prisonniers et amenés à la côte, et avec eux la sœur Pauline Bruckner. Comme tous les autres elle dut endurer beaucoup d'épreuves, aussi bien à Buéa qu'à bord du vapeur anglais et pendant le voyage en mer.

Le gouverneur avait déjà alors protesté contre le traitement réservé à la population civile. C'est à cette époque également que le « commandant des forces alliées » avait transmis au gouverneur une exhortation à la reddition de la colonie pour « éviter de verser inutilement du sang et de détruire les biens économiques ». Ce à quoi le gouverneur répondit que le meilleur moyen pour ce faire était que l'ennemi évacue la colonie.

3. L’hôpital militaire

Début 1915 je fus soudainement mutée à l’hôpital militaire de la ligne de chemin de fer centrale. Lors d’un assaut contre Édéa que les Français avaient considérablement fortifiée, nos troupes avaient eu des pertes assez lourdes autant parmi les Européens que les indigènes, et tous les blessés avaient été amenés à cet hôpital militaire.

Avec l’auto du gouverneur, je parvins en deux heures à Ngoumou, située sur la grande route de Yaoundé à Kribi, parcours qui aurait demandé une journée et demie à deux journées de marche. Un arbre géant tombé sur la voie fut la cause d’une halte d’une demi-heure. Les habitants du village le plus proche qui avaient été appelés se précipitèrent avec zèle pour pousser de côté l’obstacle qui gisait là depuis quatorze jours. Honteux ! De tels obstacles ne nuisent pourtant pas moins aux indigènes !

C’est avec peu de porteurs (je n’avais pu amener avec moi dans l’automobile que mon lit de camp, un coffre et mon boy) que j’entrepris une heure plus tard une marche rapide, le long de la voie, à travers la brousse déserte ou des champs de plantain, manioc et macabo. Vers le soir j’atteignis une station de téléphone, dont le responsable m’abrita amicalement dans sa maison de brousse et mit une chambre à ma disposition. Il m’accompagna le lendemain matin sur une partie du chemin, car mes gens ne connaissaient pas les chemins de cette contrée perdue. Et en effet ils se sont finalement égarés l’après-midi et après avoir marché ici et là, avoir monté et descendu des chemins étroits dans une brousse dense et opaque, je vis soudain en contrebas du chemin les rails du chemin de fer, et aussi quelques Européens. Grâce à leur amabilité je trouvai bientôt une maison vide où je pus faire installer mon lit. Le matin d'après je pus heureusement poursuivre mon voyage avec une locomotive qui avait été commandée par téléphone, et arrivai à Njok mon but, au bout d'un trajet de six heures traversant des montagnes romantiques. Je voyageais sur un wagon de marchandises qui avait l'avantage d'autoriser une vue sans obstacle, parfois au fond de la vallée, parfois sur les hauteurs recouvertes d'une épaisse forêt vierge, mais ne protégeait pas des coups de soleil ou du vent.

L'hôpital militaire se trouvait au milieu de la forêt vierge. C'était ce qu'on appelait une maison de bambou, avec des murs de palmes, doublés de couvertures en laine pour se protéger d'un courant d'air continuel. Les blessés et les malades étaient couchés dans des lits de camp primitifs. La chambre d'isolation était une petite pièce ouverte, où était couché un cas grave de typhus, un jeune marin qui à la déclaration de guerre se trouvait sur un petit vapeur côtier devant Lagos. Après la déclaration de guerre, ce vapeur s'était réfugié à toute hâte avec d'autres à Douala, où il avait été coulé plus tard. Comme tant d'autres gens de mer, ce marin n'avait pu sauver que ce qu'il portait sur son corps.

Un sentier étroit menait de cette pièce à notre habitation vraiment plus que primitive. Des plaques de tôle ondulée entouraient un petit carré recouvert de nattes vétustes noircies par la fumée, qui avaient recouvert autrefois des habitations de travailleurs. À un coin du sentier se trouvait notre salle à manger, une véranda utilisable s'il n'y avait pas de grands vents. Le tout reposait sur des piliers branlants, avec un escalier du même type.

Les malades légers séjournaient dans des cases et des tentes qui avaient été érigées des deux côtés du « bâtiment principal ». Le tout était entouré par une épaisse forêt vierge d'où chaque soir résonnait un concert de toutes sortes de voix animales. C'était beau sous la lumière du soleil, et terne quand une lourde humidité s'installait partout pendant les jours de pluie. Un brouillard épais, d'où tombaient des gouttes, pendait des arbres, effaçait chaque contour et peignait tout en gris sur gris. C'était attrayant au clair de la lune, ou pendant les soirs sombres, quand d'innombrables vers luisants brillaient dans l'enchevêtrement des feuilles.

Sœur Maria, qui était ici depuis fin octobre, me raconta en soupirant quels grands soucis causaient les soins aux patients, dont le nombre avait augmenté, pas de légumes, pas d'œufs, pas de volaille ou de viande. Et toujours du riz et de la viande en boîte? - Rien d'autre pour les malades ? - Est-ce que cela n'allait pas changer ? - Dieu merci, cela changea. La première caravane d'approvisionnement arriva de Yaoundé seulement quatorze jours plus tard , et cela continua à un rythme hebdomadaire. Nous recevions régulièrement des œufs, des poules, quelques chèvres et moutons, mais aussi des pommes de terre, du macabo ou du manioc, que la bienveillante sœur Luise, bien sûr missionnée par le gouvernement, acquérait pour nous à Yaoundé et aux alentours avec un grand déploiement de temps et de patience. Nous recevions même quelques bouteilles de vin pour les grands malades et la fête de l'anniversaire de l'empereur, et les gardions pour de telles occasions. Les Européens se remettaient lentement de leurs blessures, beaucoup de soldats indigènes mouraient. Les autres supportaient leur destin avec patience ; seul le fait que l'attaque sur Édéa soit demeurée sans succès les préoccupait tous.

En février surgit soudain la rumeur que des navires de guerre allemands se trouvaient devant Douala. On voulait avoir entendu tonner l'artillerie lourde, mille suppositions furent exprimées. Malheureusement, la rumeur ne se confirma pas. Comment pouvions-nous recevoir de l'aide de l'extérieur ? Nous recevions de temps en temps de Bata en Muni espagnol[13] des nouvelles de la guerre d'origine britannique, qui la plupart du temps ne correspondaient pas à la réalité. Elles ne pouvaient ébranler notre confiance.

Après des semaines relativement calmes des combats eurent lieu en mars sur la route d'Édéa à Yaoundé. L'ennemi avait reçu des renforts et avançait avec ces troupes fraîches le long de la voie ferrée au kilomètre 120 près de Sodibanga, aussi bien que sur la nouvelle route de Yaoundé. Après plusieurs semaines de combat, nous reçûmes l'ordre mi-avril de démonter l'hôpital militaire et de faire retraite vers Yaoundé. Nous fîmes nos bagages le cœur gros, car malgré toutes les difficultés et l'inconfort notre lieu de travail nous était devenu cher. Nous étions peinés de devoir abandonner les fermes qui avaient été créées afin de pourvoir au ravitaillement pour la suite des temps de guerre. Le 17 avril au matin un train était prêt pour déménager l'hôpital, avec des wagons de marchandises sans toit où se casèrent les malades avec leurs affaires, et nous-mêmes avec le modeste inventaire de l'hôpital. Quelques jours avant presque tout ce qui se trouvait à Éséka avait été déménagé, le commandement, l'intendance, etc.

[13]Le Muni espagnol, aussi appelé Mbini ou Rio Muni, est maintenant la partie continentale de la Guinée Équatoriale.

Vers 10 heures notre train était prêt à partir. Les malades indigènes et notre personnel de l'hôpital ou domestique étaient couchés ou assis au-dessus des wagons chargés. Nous arrivâmes au kilomètre 198 en trois heures et demie environ, lentement, mais sans incident. Et là nous attendait la première surprise. Les caisses avec les provisions préparées pour nos malades s'étaient apparemment retrouvées tout au fond des voitures, impossible d'y accéder. Que faire ? Nous étions tous affamés et en plus assoiffés. Dans cette contrée il n'y avait rien, même pas quelques papayes ou bananes. Finalement on trouva quelques boîtes de légumes et de viande, des conserves qui avaient été prévues pour des temps encore plus durs, elles furent réchauffées sur trois pierres avec un feu vite attisé et réparties équitablement entre les Européens. Nous devions arriver à six heures à notre but du jour, Mangele.

Ayant retrouvé nos forces, nous partîmes à trois heures. Après cinq minutes la première halte, quelques indigènes sautent en bas du train, ramassent rapidement le bois aux alentours, et remontent dans le train, et c'est reparti pour une minute. Ensuite de nouveau une halte, aller ramasser le bois et après un court trajet le même cinéma. Le mécanicien répondit à nos appels indignés, expliquant qu'il avait oublié de charger le charbon et que le bois ne convenait pas très bien. Que devions-nous donc faire ? Pleins d'humour les malades se mirent de la partie ; aussitôt que le train s'arrêtait, on criait de tous les côtés « firewood[14]», et aussitôt les indigènes sautaient en bas pour aller chercher du combustible. Nous parvînmes au kilomètre 207 à huit heures du soir, après cinq heures de

[14]Firewood, en pidgin english dans le texte original allemand, signifie bois pour le feu.

torture ; nous avions parcouru neuf kilomètres en pas moins de cinq heures.

Et puis notre bizarre conducteur disparut soudainement avec la locomotive, laissant tranquillement le train sur la voie ouverte. Par chance il ne pleuvait pas, il faisait déjà nuit depuis six heures du soir. C'en était trop, même pour notre indulgent médecin militaire. Quelques malades légers se proposèrent pour aller chercher à pied une autre locomotive à Mangele. La machine arriva heureusement à minuit et après deux heures de voyage nocturne à travers la forêt vierge nous amena au but. À trois heures tous les estomacs affamés étaient calmés et les malades emmenés, aussi bien qu'il était possible, dans une vaste salle de stockage pour se reposer. Nous, les deux sœurs, fîmes installer nos lits de camp sur un wagon ouvert, en espérant que Jupiter veuille nous épargner Pluvius[15]. C'est tout habillées que nous dormîmes deux merveilleuses heures. Peu de temps après le voyage reprit jusqu'à la fin de la voie, et de là après quelques kilomètres à pied en montée nous arrivâmes à l'hôpital ferroviaire au kilomètre 218. Au soir nous apprîmes que la tour de radio, qui les jours précédents encore s'élevait fièrement au sommet avait été dynamitée par les nôtres. Le jeune employé qui y avait été affecté jusque là fut amené à l'hôpital avec une sérieuse bilharziose.

Il y eut un jour de repos, si nécessaire pour nos malades après ce voyage mouvementé, et le voyage en brousse commença.

---

[15]Jupiter était le dieu des dieux pour les Romains, Jupiter Pluvius en était la manifestation censée apporter la pluie.

La caravane presque sans fin ne progressait que lentement. En plus des Européens malades, plus de quarante indigènes étaient transportés en hamac. Les convalescents et les malades légers allaient à pied. Dans les villages étapes, les malades les plus atteints étaient installés dans le relais et les maisons indigènes les plus saines, les tentes étaient montées, les lits ouverts, la cuisine installée dans une case, les porteurs allaient chercher de l'eau et du bois, et le café était préparé le plus vite possible. C'était du café de guerre, fait avec du maïs ou du soja torréfié et moulu. Déjà au deuxième jour nous ne pouvions plus faire de pain, car il n'y avait plus de farine. Heureusement la caravane habituelle d'approvisionnement venant de Yaoundé arriva lors des premiers jours de marche, et élimina les soucis de cuisine les plus graves.

Parce que nous marchions avec des porteurs de chantier, il y avait beaucoup de difficultés inhabituelles, difficultés que je n'avais pas rencontrées jusqu'ici avec les porteurs mis à disposition par le gouvernement. Simplement monter une tente ne se faisait qu'au prix d'une peine inattendue, avec une stricte surveillance que l'on devait exercer soi-même bon gré mal gré. De même pour aller chercher de l'eau ou du bois. Si en plus une vraie tornade était arrivée à l'improviste, nous aurions été fort démunis. Comme d'habitude, un porteur disparaissait ici ou là, nous laissant le souci de nous occuper de sa charge.

Au deuxième jour, nous rencontrâmes la compagnie Schlosser, qui avait été envoyée il y avait quelques semaines, en renfort à un endroit menacé au sud-est, mais qui avait été rappelée pendant sa progression pour aller sur la route Édéa-Yaoundé, où l'ennemi faisait de gros efforts pour se rapprocher de Yaoundé.

Nous arrivâmes devant Yaoundé au bout de six jours, et l'atteignîmes vers midi. Nos malades furent accueillis pour partie à l'hôpital, pour partie en ville. Les indigènes allèrent à l'hôpital indigène. Je retrouvai ma résidence précédente, puisque malheureusement l'hôpital militaire avait été dissous, et sœur Maria une résidence encore plus primitive. Le repos ne devait pas durer longtemps.

Les combats continuaient sur la route Yaoundé-Édéa et le long de la voie ferrée. L'ennemi atteignit l'‘hôpital militaire que nous avions laissé et l'incendia. Il n'alla pas beaucoup plus loin, et même fut repoussé, malgré la nette supériorité numérique de ses troupes fraîches et malgré son artillerie, contre laquelle nous n'avions rien à opposer.

Déjà début mai on fit les préparatifs pour transporter hors de Yaoundé tous les biens meubles, essentiellement les provisions et les munitions. Les femmes et les enfants, et aussi l'hôpital et ses pensionnaires devaient être mis en sécurité. Deux sœurs furent désignées pour déménager avec l'hôpital au nord vers Yoko, deux autres pour emmener les femmes malades ou près d'accoucher au Sud vers Ebolowa, et quand ce serait possible pour passer la frontière espagnole en direction de Bata, puis les rapatrier.

Le 14 mai la sœur Elisabeth Kulow et moi partîmes avec les femmes vers Ebolowa, avec il est vrai une caravane gouvernementale, mais pas assez de porteurs pour autant d'Européens. Ainsi, on nous assigna à nous les sœurs, pour nos hamacs, des porteurs qui ne devaient être cherchés qu'en chemin. Un jeune employé faisait office de chef de transport ; sans l'assistance des aides indigènes qui ne pouvaient être employés en ces temps de guerre, il avait le plus grand mal avec les porteurs qui ne suffisaient pas pour toutes les charges. L'itinéraire était inconnu de tous, même des indigènes, il nous mena tout d'abord en pays Yaoundé. La pluie fréquente rendait la marche plus difficile, spécialement pour les malades qu'il fallait transporter dans leurs hamacs. Souvent surpris par des averses tropicales, nous pouvions parler de chance quand nous trouvions un toit à proximité. Nous devions traverser trois rivières, il n'y avait pas de ponts sur ce chemin isolé, seulement une étroite pirogue avec laquelle les malades traversèrent finalement. Cela nous coûta un temps interminable. Au milieu de notre marche, la grave maladie d'un préposé à notre protection nous contraignit à un jour de repos, au grand dam des futures accouchées, qui ne souhaitaient pas voir arriver leur enfant de guerre en chemin. Heureusement nous nous trouvions à proximité de la factorerie Woermann abandonnée à Mbega au bord du Nyong, que nous venions de traverser, un abri passable, à l'exception des souris, rats et des nombreuses chauves-souris, mais spacieux. A partir d'ici il fallait continuer avec des marches prudentes, à travers des contrées de plus en plus pauvres en hommes, à travers le pays Bene puis le pays Boulou. Par les monts Ebolowa, dont les montées et descentes abruptes exigeaient beaucoup des porteurs. Mais quelle différence avec le voyage par temps de paix. Souvent les villages étaient complètement désertés, toutes les cases tombaient en ruine ; ce n'était que dans le village où nous passions la nuit que le chef était présent, prévenu par les tambours de notre venue. Les indigènes ne voulaient donner poules et œufs, ils n'avaient rien d'autre, que contre du sel auquel ils s'étaient tout à fait habitués, et dont le manque se faisait douloureusement ressentir. Mais il ne nous restait guère de sel, à cette époque chaque Européen n'en recevait que 750 grammes par mois.

Plus nous nous rapprochions d'Ebolowa, meilleur était l'approvisionnement, et moins chers les prix pratiqués par les indigènes. Mais les habituels relais d'étape manquaient. Avec l'aide du chef on devait dans chaque village vider et nettoyer rapidement quelques cases, pour pouvoir y loger les femmes ; ce n'était pas très agréable pendant la chaleur de midi ou sous la pluie. Mais nous atteignîmes enfin Ebolowa, nous y entrâmes le dimanche de Pentecôte à midi par une chaleur torride, et apprîmes en même temps que nous ne pourrions pas continuer notre voyage avec les femmes malades. Le voyage en zone espagnole n'était pas seulement trop fatigant, il était aussi trop peu sûr. Les Fang, un peuple rebelle, ne laissaient passer aucune caravane sans l'importuner, comme je devais malheureusement en faire plus tard l'expérience. Pour une de nos malades, cette information était particulièrement douloureuse. Son vœu le plus cher était de pouvoir ramener en Allemagne son enfant de trois ans qui avait déjà perdu son père au Cameroun. Il ne put être exaucé. Elle mourut de sa maladie à Bata, et sa petite fille orpheline de trois ans est encore sous la garde de nos sœurs en Espagne.

Sœur Elisabeth s'installa avec quelques malades dans une grande maison de nattes aménagée en hôpital militaire, moi avec les autres dans une factorerie anglaise abandonnée ; en plus des soins aux malades, je repris les examens au microscope. L'ancien hôpital militaire de Kribi, après avoir été hébergé quelques mois à Ngowayang, avait finalement déménagé à Ebolowa, avec sœur Hedwig qui s'occupait maintenant de la gestion de cet hôpital, tandis que sœur Elisabeth s'occupait du soin de ces malades et blessés en plus des femmes dont elle avait déjà la charge. Le premier bébé de guerre vit le jour quarante-huit heures après notre arrivée à Ebolowa, le second une semaine après.

Dans les derniers jours de mai vint la rumeur de l'entrée en guerre des Italiens, une nouvelle qui nous parvint par la frontière espagnole. Bientôt cette peu honorable rupture de fidélité fut confirmée, sans créer beaucoup d'émoi. « Nous en finirons bientôt avec les Italiens » était l'avis général.

L'approvisionnement se faisait à Ebolowa dans d'excellentes conditions, eu égard à la guerre qui durait depuis déjà dix mois. Les indigènes des localités proches et éloignées offraient lors du marché hebdomadaire les produits de leurs champs en grande quantité, achetables aux prix fixés et contrôlés par le district. Les pommes de terre étaient achetées par l'administration et rétrocédées aux civils seulement après que la troupe avait été servie. De la même façon, chaque chef devait livrer une quantité d'œufs déterminée pour son village, qui était répartie de façon équitable entre les Européens. L'approvisionnement en viande était très limité. Les Haoussa, les commerçants du protectorat, qui habitaient dans un village particulier près d'Ebolowa, approvisionnaient la ville. Ils n'abattaient toutefois que du petit bétail. Là aussi les prix étaient fixés, mais ils cherchaient toujours un gain supplémentaire en falsifiant le poids.

Après trois semaines je reçus par télégraphe l'ordre de revenir à Yaoundé. La situation militaire s'était améliorée grâce à notre courageuse troupe. Elle avait réussi non seulement à arrêter l'ennemi dans sa progression vers Yaoundé, mais aussi à le repousser. Grâce à une manœuvre de contournement, nous avions pris aux Français 600 charges de produits alimentaires, dont une partie avait déjà été amenée à Yaoundé. Elles vinrent tout à fait à propos pour nos troupes, car peu à peu les produits alimentaires manquaient, et les multiples produits locaux devaient remplacer les produits européens. Depuis longtemps il n'y avait plus de farine de blé. On utilisait en remplacement de la farine de maïs, sorgho, plantain, et à la place du café du maïs ou du soja torréfié. Le sucre n'était plus disponible qu'en petite quantité, mais on l'extrayait aussi par cuisson des tiges de cannes à sucre : on obtenait à partir d'une douzaine de tiges hautes comme un homme un quart de litre d'un sirop très sucré, qui n'était utilisable que pour sucrer des plats cuisinés. En raison du manque complet de produits gras, l'huile de palme trouvait de multiples applications pour la cuisine comme pour la fabrication de savon. Recherchant des produits gras, le gouvernement avait engagé des chasseurs d'éléphants ; mais le résultat n'était pas toujours satisfaisant, car le rendement en graisse était relativement faible.

Le dialogue suivant entre des soldats indigènes montre combien ces temps de guerre apportaient de privations pour la troupe qui combattait au Cameroun. Alors que lors d'une patrouille ils avaient préparé un de leurs frugaux plats locaux, l'un d'entre eux proposa d'en apporter à l'Européen qui commandait la patrouille. Aux objections indignées des autres (naturellement dans le plus beau pidgin english « That no be chop for white man ! » il répondit paisiblement « You no' sabie, now white man chop all black man chop ? » (Ne sais-tu pas que maintenant l'homme blanc mange tout ce que mange l'homme noir ?).

À côté de toutes ces privations, la troupe n'était pas obligée de renoncer aux plaisirs du tabac, grâce au tabac produit dans les plantations camerounaises, qui était en partie excellent. Il était transformé à grande échelle à l'initiative du gouvernement, dans les missions catholiques de Yaoundé et de Ngowayang, en cigares avec lesquels on approvisionnait régulièrement les troupes. Déjà dans notre hôpital militaire les blessés et les malades, s'ils en étaient capables, roulaient souvent tout au long du jour des cigares conformément aux règles de l'art, pour eux et pour leurs camarades.

Cette fois-ci, je quittai Ebolowa seule, le 11 juin. Non sans un drôle d'incident.

Comme mes porteurs n'étaient pas apparus à l'horaire convenu, je me rendis vers midi à l'administration du district, pour obtenir des renseignements, et obtins l'information que les porteurs m'avaient été envoyés à six heures du matin. Où pouvaient-ils se cacher ? Après de longues recherches il apparut que le garçon de courses de l'administration, un indigène naturellement, avait entre temps marché avec les gens vers Yaoundé, sans moi ni mes charges.

Aussitôt un autre garçon de courses me fut renvoyé à bicyclette, et j'obtins rapidement des porteurs de remplacement, que je devais rendre le lendemain. Cela n'arriva pas, l'employé parti par erreur trouva plus confortable de suivre la caravane, il ne me prit pas avec lui.

Rendue prudente par notre pénible dernier voyage, je m'étais renseignée le plus précisément possible sur l'itinéraire. Personne ne le connaissait suffisamment bien ;

néanmoins il fallait commencer par le chemin postal. Bien, c'était peut-être celui-là, mais à peine reconnaissable, un étroit sentier de brousse maintenant recouvert de végétation, qui nous égara déjà au deuxième jour. Et en plus de véritables averses tropicales, auxquelles la tente résistait à peine. Je me souviens d'un jour particulièrement significatif. La marche avait été longue et pénible, nous n'avions obtenu sur nos questions concernant le chemin que des réponses contradictoires. Nous arrivâmes enfin dans un grand village. Je me fiai au soleil et ne crus pas à une tornade soudaine, et me laissant abuser j'installai ma tente à un endroit charmant du point de vue paysager, sous de hauts palmiers à huile, au pied de la route très pentue du village.

Sous une pluie à déchirer les nuées coula bientôt un fleuve qui traversa ma tente, hermétiquement fermée le plus vite possible, et j'attendis la fin du mauvais temps accroupie sur une chaise. Les jours suivants les charges de la tente pesaient comme du plomb, et le chemin était glissant. De sorte qu'il était difficile de venir à bout des fréquentes montées.

J'étais heureuse d'avoir mené à bien notre transport de malades avant le début de la saison des pluies, et de ne plus avoir une telle responsabilité.

Cette fois-ci j'ai traversé le Nyong à Onana Mbesa ; cela alla vite avec une grande pirogue. À partir de là nous prîmes en direction de Yaoundé un chemin direct, mais pénible car humide et avec d'innombrables montées. Peu avant l'arrivée je fus surprise par une soudaine tornade, et je dus me réfugier, déjà complètement trempée, dans une case qui se trouvait par chance au bord du chemin. En quelques minutes un fleuve bruyant descendit la route, et il fallut attendre deux heures que l'eau s'écoule et que je puisse parcourir la dernière partie du chemin jusqu'à Yaoundé.

Mon logement précédent avait été entre-temps occupé par des réfugiés, ce qui signifiait se satisfaire d'une chambre dans un bâtiment à côté de l'hôpital. Notre vie nomade de guerre ne nous avait pas gâtées, et quand la pluie traversait, c'était toujours d'un côté, selon la direction du vent. La moitié de la chambre restait sèche, pourquoi vouloir plus ? En dehors de quelques veilles de nuit ou soins de jour, mon activité consistait uniquement en travaux au microscope et en recherches sanguines menées régulièrement sur les bovins destinés à l'alimentation de la troupe et aussi des civils, que les Haoussa amenaient depuis les districts du nord, riches en bétail, de Ngaoundéré, Tibati, Banyo. Malheureusement, au cours du long voyage il fallait passer par des zones infestées par la mouche tsé-tsé, et par conséquent un grand nombre d'animaux tombaient malades. Pour cette raison les transports devaient finalement être interrompus en pleine saison des pluies. Naturellement on ne pouvait penser à un assainissement du chemin en ces temps de guerre ; un plan avait bien été établi, mais on ne pouvait le mettre en œuvre. Ainsi les Européens ne disposaient que de la viande d'animaux infectés par la maladie du sommeil ; une grande partie de ces animaux devait être abattue, et était transformée en viande séchée pour les besoins de la troupe indigène.

L'hôpital était resté à Yaoundé en raison de l'amélioration de la situation militaire. C'est là que je rencontrai sœur Luise Grüneberg. Depuis le départ à Ebolowa de sœur

Élisabeth, elle était seule et devait se débattre contre les difficultés d'approvisionnement dues au manque de farine, de café, de sucre et de gras.

Infatigablement elle essayait les méthodes les plus diverses pour rendre plus mangeable le sec pain de maïs, elle abattait, elle fumait dans les règles de l'art pour varier ses menus. En raison des exigences accrues dues aux soins aux malades et aux blessés qui arrivaient peu à peu des hôpitaux de campagne à Yaoundé, elle avait dû laisser aux sœurs de la mission catholique l'abattage régulier au bénéfice de la troupe combattante.

Sœur Maria Voigtländer était déjà depuis mi-mai dans un hôpital militaire juste derrière la ligne de front sur la route de Yaoundé à Édéa. De temps en temps elle accompagnait un transport de malades vers Yaoundé et nous racontait sa vie, qui était extraordinairement fatigante, pleine de privations mais aussi satisfaisante, à un point qu'il est difficile d'imaginer. L'hôpital avait été installé dans un quelconque village d'indigènes, c'est-à-dire que les cases avaient été nettoyées et emménagées. La pluie était si abondante, qu'il était presque impossible de passer par les chemins de glaise. Les villages et leurs champs étaient dans cette zone de guerre vides et épuisés. L'approvisionnement des blancs et des noirs était donc extraordinairement difficile. En plus elle était toujours sur la brèche, pour selon le cas soit revenir en arrière avec les blessés, soit retourner vers l'avant, pour être la plus proche possible du front. Malgré tout nous l'avons toutes enviée pour ces activités. Mais nous devions patienter à nos postes. Et moi, rester fidèle à mon microscope.

4. Vers la frontière espagnole

Entre-temps, au Nord Cameroun, Garoua était tombée à cause du déséquilibre des forces ; les fortifications africaines ne pouvaient résister aux nouvelles pièces d'artillerie des Anglais qui les avaient utilisées là-bas. Une grande partie des soldats de couleur s'était échappée, ils avaient traversé à la nage la Bénoué gonflée par d'énormes averses, et à cette occasion nombre de soldats, et une partie des femmes et des proches avaient péri. Les autres passèrent et rejoignirent la troupe à Ngaoundéré. Ils ont combattu fidèlement jusqu'à la fin.

Au prix de combats continuels, les divisions de l'Est et du Sud-Est avaient disputé chaque pouce de terrain à un grand nombre d'adversaires bien supérieurs. Vers Noël 1914 les Français et les Belges étaient déjà arrivés jusqu'à Bertoua par la savane, mais avaient été rejetés par la courageuse division de l'Est de l'autre côté de la Kadeï. Cinq mois plus tard, l'ennemi avança énergiquement avec des troupes fraîches et de l'artillerie sous un nouveau commandement, pendant que notre troupe était continuellement au contact de l'ennemi depuis le début de la guerre, ne disposait pas d'artillerie, et comme les autres compagnies, ne devait utiliser les munitions qu'avec la plus extrême modération.

Au cours de juillet nous dûmes évacuer Doumé et Abong-Mbang après avoir détruit les bâtiments des postes. Les prisonniers de guerre furent emmenés d'Ayos vers un camp situé plus en aval du Nyong.

Sœur Margarete Maass, qui était jusqu'ici affectée aux hôpitaux militaires pour indigènes d'Abong-Mbang et d'Akonolinga, fut mutée fin juillet à Dschang. Comme elle trouva à son arrivée que l'hôpital militaire avait été dissous, elle dut revenir vers Yaoundé. Plus tard elle fut affectée à l'hôpital militaire de Bitam, au nord d'Oyem. Peu de temps après elle alla à Ambam.

Nous dûmes peu à peu renoncer à l'espoir que la guerre se termine bientôt et que le Cameroun puisse être conservé jusque-là. En juillet ou août, les Anglais envoyèrent au gouverneur de Yaoundé (et non du Cameroun) un message l'informant que le Sud-Ouest Africain allemand était tombé. Ils n'auraient pu nous donner cette nouvelle plus rapidement.

Ce n'est qu'au prix de nombreux combats que l'ennemi put se rapprocher de son but. En octobre son rythme augmenta, nos munitions se faisaient plus rares et c'est en raison de cette pénurie qu'il put progresser.

Banyo tomba début novembre après plusieurs jours d'échanges de tirs. La courageuse garnison, sous la direction du capitaine Schlosser, réussit à faire une percée et à emporter la mitrailleuse. Après que plusieurs Européens malades eurent décidé librement de rester, la possibilité fut donnée aux autres d'échapper à la captivité.

Ces sept Européens furent plus tard libérés sur l'« Appam » par l'équipage de prise du célèbre « Möwe ». C'est ce que nous lûmes plus tard avec le plus grand plaisir par les journaux américains.

Courant novembre de violents combats se déroulèrent pas si loin de Yaoundé, et plus précisément au nord-est entre la division de l'Est et les Français, et le long la route Édéa-Yaoundé, de l'ancienne route de Yaoundé et du chemin de fer central entre plusieurs de nos divisions et les Français et les Anglais, les premiers étant plus estimés comme adversaires. À plusieurs reprises quelques-unes de nos divisions ne purent monter au combat faute de cartouches. Les munitions de remplacement, pour la fabrication desquelles presque tout manquait depuis longtemps, étaient en quantité insuffisante ; après chaque patrouille, chaque combat, de nombreuses armes devaient être réparées.

Dans les derniers jours de novembre, le gouverneur alla avec le médecin-chef rencontrer la division de l'est qui était presque parvenue au bout de ses forces. Les blancs comme les noirs. Comme un officier blessé dans ces combats me l'a écrit peu après, cette visite et les paroles de reconnaissance du gouverneur eurent pour conséquence que les noirs épuisés allèrent comme aux meilleurs jours, et se battirent courageusement lors de combats incessants.

À Yaoundé presque toutes les femmes se préparaient avec leurs enfants pour le voyage vers la patrie. Elles voulaient volontiers prendre à leur compte toutes les fatigues et les dangers d'un voyage en brousse de plusieurs semaines, pour pouvoir échapper à la captivité par les Anglais ou les Français. On avait pu voir comment ça s'était mal passé pour les femmes et les enfants qui s'étaient retrouvés à Buéa et Douala dans les prisons anglaises ! Comment les femmes ne pouvaient préserver leurs jeunes enfants d'une nourriture insuffisante et avariée ! Elles préféraient donc partir en passant par le territoire des rebelles fang. Les dernières femmes partirent le 1er décembre. Le plus jeune des enfants de guerre avait vingt jours, deux autres avaient quelques jours de plus. Dans leurs petits lits équipés pour le voyage avec une moustiquaire et un toit contre le soleil et la pluie ils ont tous bien supporté le voyage.

Quelques blessés graves obtinrent également la permission de quitter la colonie. Ils ne pouvaient tous deux ne se déplacer qu'à l'aide de leurs béquilles, et ne pouvaient entreprendre ce long voyage qu'avec hamac et porteurs. Mais ils étaient heureux qu'il leur soit épargné de rester à Yaoundé.

Sœur Maria vécut des moments difficiles. Elle déménagea avec son hôpital de campagne du kilomètre 91 sur la route Édéa-Yaoundé jusqu'au kilomètre 120, puis au kilomètre 145, et finalement au kilomètre 166, qui n'est éloigné de Yaoundé que de dix-huit kilomètres. Chaque fois avec la charge des soins aux grands blessés elle partit parfois sous des délais très courts et de nuit dans une région montagneuse par mauvais temps.

Sœur Luise aussi préparait l'hôpital de Yaoundé pour le départ, emballait les provisions et tout le nécessaire, pour pouvoir déménager dès que la situation l'exigerait.

Je m'étais moi-même remise lentement d'une très désagréable maladie tropicale et avais été clouée dans ma chambre pendant des semaines par une douleur au pied qui en était une conséquence, cette chambre qui était en même temps salon, chambre à coucher, salle à manger et salle de travail. Suite à cette maladie persistante j'obtins mi-décembre l'autorisation de voyager vers Bata et après vers l'Allemagne. Par ailleurs la retraite générale vers la zone espagnole était proche. De grands convois se faisaient chaque jour, pour mettre en sécurité des dossiers et d'autres choses d'importance.

Je dis adieu à Yaoundé le 16 décembre, et partis avec vingt porteurs dont quatre pour mon hamac pour Bata que je devais atteindre en trois semaines environ.

Il y avait beaucoup d'animation sur la route, car beaucoup de caravanes allaient vers Ebolowa, où le gouvernement faisait retraite jusqu'à nouvel ordre.

D'autres caravanes allaient vers Ngoulémakong avec des charges pour le commandement, ou elles étaient formées par des porteurs de chantiers du chemin de fer central, qui avaient aussi pour but Ebolowa.

J'ai marché sur le chemin postal vers Onana Mbesa. Déjà le deuxième jour un de mes porteurs qui devait aller jusqu'à Bata avait disparu. C'était un Akonolinga, pas un Yaoundé. En plus il n'y avait personne au relais, sauf un chef retenu par l'éléphantiasis, qui nous donna finalement deux femmes après de longs pourparlers. En chemin j'ai persuadé un homme du village que nous venions de quitter de nous accompagner pour le moment jusqu'à Onana Mbesa, avec l'aide de mon cuisinier Yaoundé qui dirigeait la caravane en l'absence des habituels soldats ou garçons de courses de l'administration. Finalement il fut disposé à porter jusqu'à Bata. Jusqu'à Ebolowa il fut sous la surveillance particulière de l'homme de tête, et là il expliqua qu'il ne s'enfuirait plus, et que la surveillance n'était plus nécessaire.

Dans un village près d'Onana Mbesa il y avait une vive animation ; soudain je vis mon hamac entouré de visages noirs, bruyants et connus : La 5e compagnie, qui était auparavant à Bouar au Nouveau Cameroun et partait en renfort sur la route de Yaoundé était logée ici, Femmes, enfants, jeunes soldats, Haoussa en un mélange multicolore ; et parmi eux beaucoup de sommeilleux, quelques-uns à un stade avancé. Alors qu'autrefois nous avions tout fait pour maintenir les malades hors des zones saines, ils étaient maintenant au milieu de la colonie, et à une proximité menaçante du Nyong si riche en glossines. Encore une triste conséquence de cette guerre criminellement propagée jusqu'ici.

Avec joie mes anciens laborantins, mes malades d'autrefois me racontèrent ce qui s'était passé avec la 5e compagnie. Comme toujours on posait aussi la question de savoir si cette longue guerre n'allait pas bientôt finir.

J'avais à peine atteint Onana Mbesa, que la caravane suivante arrivait de ce côté-ci du Nyong, suivie au cours de la journée par cinq autres avec de nombreux porteurs. Suivant le conseil du propriétaire d'Onana Mbesa, connaissant le pays, le jour suivant les caravanes marchèrent à distance ; elles avaient pour but chacune un village différent, pour éviter les difficultés d'approvisionnement. Mes porteurs, de vrais Yaoundé, comme ils se nommaient eux-mêmes avec fierté, s'étaient vite formés et avaient rapidement appris à monter et démonter les tentes. En raison des temps de guerre qui apportaient travail et revenus, ils vivaient très bien et joyeusement, s'achetant ici ou là en plus de leurs rations abondantes un mouton ou une chèvre et étaient toujours gais et bien disposés, de même que leurs épouses qu'ils avaient été autorisés à emmener avec eux par la haute autorité. Ce qui concourrait aussi le mieux possible à leur bien-être. J'entrai à Ebolowa le 21 décembre et continuai le même jour. Pas comme d'habitude en atteignant la frontière en passant par Ambam, mais par un chemin un peu plus élevé, et aussi plus inconfortable passant par Nkan. Depuis quelques jours on combattait près d'Ambam ; les Français s'étaient avancés jusque là, venant du sud.

En raison de notre méconnaissance de l'itinéraire, nous nous sommes bientôt perdus, et nous nous sommes écartés de la grande route Ebolowa-Ambam seulement après nous en être bien rapprochés. Aucun indigène ne put nous montrer le chemin vers Nkan. Finalement une femme de soldat, intelligente comme la plupart de cette classe particulière d'indigènes le connaissait exactement. Elle venait justement d'Ambam, et nous parla des combats, auxquels son seigneur et maître participait aussi.

J'ai souvent entendu raconter comment ces femmes se sont tenues fidèlement près de la troupe, comment elles avaient apporté à manger dans les tranchées malgré le danger, comment il était impossible de laisser les femmes en arrière quand la troupe partait se battre.

Après avoir quitté la route d'Ambam nous marchâmes pendant des heures dans une brousse épaisse et isolée, sur des chemins très étroits, à peine assez larges pour les hamacs. Les villages que nous traversions étaient le plus souvent extraordinairement sales et laids. Parmi les indigènes je voyais beaucoup de malades, beaucoup affectés par la lèpre, le pian et d'autres maladies, et aussi des enfants, comme je n'en avais jamais vu lors de mes voyages précédents, une conséquence de l'arriération de cette contrée. Les Ntoumou ne jouissaient pas d'une réputation particulière ; les villageois étaient il est vrai peu aimables et assez timides, mais les chefs remplissaient bien leur fonction. Au contraire des régions plus en contact avec les blancs, où les hommes s'enfuyaient à l'approche d'une caravane de peur d'être pris pour porteurs, je voyais partout déjà tôt le matin beaucoup d'hommes oisivement accroupis ensemble à l'entrée du village dans une de leurs halles à palabre, ouverte sur le devant, d'où ils pouvaient aussi surveiller le chemin au travers de petites fenêtres. Les écoles des missions américaines s'y rencontraient souvent, et semble-t-il, étaient beaucoup fréquentées par les adultes. Les femmes Ntoumou portent un étrange ornement sur la tête : des perles, des coquillages et des épingles de laiton à tête jaune sont tressés dans les cheveux, le tout ressemble à une petite coiffe seyante ; elles portent autour du cou de lourds anneaux de laiton avec des ornements gravés.

Le soir de Noël j'étais assise seule devant ma tente, au milieu de la route qui menait à un village particulièrement sale. À une demi-heure un Européen faisait halte dans un village encore plus haïssable. Pour fêter ce jour, je lui envoyai un peu de farine, qui avait tant de valeur à l'époque, et lui en retour un morceau de fromage.

Par moments le chemin longeait la ligne téléphonique qui avait été construite de la route d'Ambam jusqu'au dernier poste allemand à la frontière germano-espagnole. Manquant de matériaux le constructeur avait su se débrouiller : sur les poteaux téléphoniques faits à partir de troncs d'arbres abattus se trouvaient des bouteilles de toutes sortes, bouteilles de bière, de mousseux, d'eau qui servaient d'isolateurs ; le fil pas tout à fait lisse venait de fils de grillage soigneusement déroulés. Mais elle a bien fonctionné, cette ligne téléphonique au milieu de la brousse et des marais, sur le tracé de laquelle on avait dû enlever beaucoup d'énormes palmiers Raphia.

Malgré la sécheresse, le chemin était souvent marécageux, il nous menait sur de longues distances au-dessus de digues en bois rond. Par temps de pluie il devait être impraticable. Deux ou trois fois, nous dûmes traverser des rivières avec une pirogue ou un radeau. Un jour, alors que j'étais assise sur la rive attendant mes porteurs, arrivèrent des Yaoundé qui avaient mené une caravane jusqu'à Bata. Ils racontèrent à mes gens qui leur prêtaient une oreille très attentive, combien la marche en zone espagnole était dangereuse. La caravane avait essuyé des coups de feu des habitants de la brousse, un porteur avait été tué et plusieurs blessés. Grande fut notre frayeur, quand nous rencontrâmes ces gens plus tard. Ils racontèrent également qu'à Bata des soldats anglais de couleur avaient essayé de les interroger, et déclaraient qu'ils allaient bientôt aller à Yaoundé et chasser les Allemands !

J'ai traversé Nkan le jour d'après Noël, et j'y ai rencontré pour la première fois des blancs, huit Européens, dont plusieurs convalescents de l'hôpital militaire d'Ambam, qui avaient été transférés il y a peu à Ekoumedoum, à une demi-heure de Nkan. J'y ai aussi rencontré l'hôpital militaire pour indigènes, avec sœur Margarete Maass et un sous-officier sanitaire, tous deux occupés à amener les malades dans la grande case du village et à les y installer. Peu après j'arrivai à Akom Eleng, où résidait le constructeur de la ligne téléphonique. De là il y avait encore quatre jours jusqu'à la frontière. Le dernier jour de

1915, j'étais devant le Ntem, le puissant fleuve frontière entre le Cameroun et le Muni espagnol. Un pont flottant librement traversait le très large fleuve, il me fit vraiment très peur. Jamais je n'aurais réussi à marcher sur cet étroit entrelacement de branches qui se balançait, mobile comme entre des charnières, sans garde-fous, les deux côtés libres, qui reposait sur la rivière et au travers duquel l'eau passait à chaque pas. Je choisis donc le plus sûr de mes hamacs, laissai pour plus de sécurité les deux autres à proximité, et m'y fiai plutôt qu'à mes propres pieds, mais fut heureuse quand j'atteignis l'autre rive. Le pont fixe avait été détruit plusieurs fois par le fort courant du Ntem. Aussi on avait construit ce pont mobile, que toutes les femmes et leurs enfants allant vers Bata devaient traverser.

On avait donc atteint Ngoa, le dernier poste allemand. Je devais attendre jusqu'au 2 janvier, dans un vaste camp pour Européens construit à cette occasion non loin du poste, le départ d'une grande caravane qui devait obtenir une protection militaire du premier poste espagnol.

Nous partîmes le lendemain du premier janvier avec un marchand parlant espagnol, et en dehors de moi deux dames et deux messieurs avec environ cent porteurs. Après une heure et demie de marche, nous traversâmes la frontière au village de Bidai, remués par de douloureuses pensées, car nous devions quitter notre belle colonie dans ces conditions.

5. En terrain neutre

Tout au début, le chemin en pays espagnol inspirait confiance et était prometteur, il menait le long d'un petit ruisseau d'eau claire, qui serpentait dans la brousse en de nombreux méandres. Ensuite, il montait très fort, on se hissait sur les endroits les plus pentus en s'aidant de pieux qui avaient été enfoncés sur le côté.

Nous atteignîmes bientôt Micomeseng, le poste espagnol et notre but. Sur un vaste emplacement qui avait été défriché au milieu de la forêt vierge, nous vîmes des maisons de brousse récemment bâties qui entouraient sur trois côtés un vaste espace. Elles offraient suffisamment de place pour nous tous. Le « Teniente[16]» et le « Medico » nous saluèrent amicalement, le dernier dans un magnifique pidgin english. Ils nous exprimèrent tous deux leurs plus vifs regrets de ne pouvoir nous régaler, car toutes les réserves avaient été consommées, et leur renouvellement n'était pas arrivé. Nous apprîmes plus tard que jusque là tous les Allemands marchant vers Bata avaient bénéficié de l'hospitalité du lieutenant, qui maintenant n'avait presque plus rien.

J'étais restée sans nouvelles de la situation au Cameroun depuis mon départ d'Ebolowa. Nous apprîmes ici qu'Ambam avait été évacuée par nous le 31 décembre ; le commandant français de la colonne Sud Cameroun avait écrit qu'il était proche de Micomeseng. D'après ce que j'entendis plus tard le poste d' Akom Eleng avait encore eu une communication téléphonique avec Ambam le 31 décembre à 8 heures ; le chef du poste était sur le point d'y

[16] Teniente : lieutenant

mettre le feu. À dix heures il n'y avait plus de liaison. Nous étions à juste titre préoccupés, est-ce que nos troupes allaient réussir à atteindre la frontière et la traverser, malgré la progression de l'ennemi ? Ambam n'était éloignée de Ngoa que de deux ou trois jours de marche, et partout près de la frontière il fallait traverser le large fleuve Campo (Ntem). Et il nous fut confirmé que les Anglais avaient reçu des renforts importants à Campo, et que de là ils avançaient pour couper la route à nos troupes.

Le lendemain matin, cinq soldats de couleurs furent attribués à notre caravane, à laquelle se joignirent encore plus de cent porteurs de caoutchouc. Notre chemin, qui n'était pas aussi fatigant que la veille, menait à travers une région plutôt inhabitée, juste un village ici et là. La population ne se distinguait pas beaucoup des Ntoumou du côté allemand. Vraisemblablement peu habitués à une administration, ils étaient peu obligeants envers les Européens. Il n'y avait pas de registre des chefs, comme dans la zone allemande, qui permettait de bien s'informer.

Sur le conseil du chef de poste de Ngoa nous avions emporté de Ngoa le ravitaillement des porteurs pour plusieurs jours, sinon cela se serait mal passé pour nous. Les bâtons de manioc (une pâte de farine de manioc, enroulée soigneusement dans une feuille de bananier, solidement ficelée et cuite à la vapeur sur des braises), les commodes vivres de voyage des indigènes, étaient rares et très chers. Alors qu'à Yaoundé on payait deux pfennigs pour un bâton, ici les gens en exigeaient dix pfennigs.

Nous n'avions pas de grandes quantités d'épingles de sûreté, qui étaient un moyen de paiement très apprécié. Qui pouvait deviner que les Fang se paraient volontiers avec des épingles de sûreté utilisées comme bijoux ! Les clous de tapissier, que les femmes utilisent avec enthousiasme pour leurs ornements de cheveux caractéristiques en forme de coiffe, ne faisaient pas partie de notre équipement de voyage.

Au milieu de la nuit notre commando de protection nous prépara la première surprise ; soudain au moins une dizaine de coups de feu furent tirés, afin d'augmenter l'ambiance festive des danses nocturnes de la population du village, comme cela fut établi plus tard. Nous n'étions pas habitués à de telles plaisanteries de la part de nos soldats, et nous crûmes que quelque chose s'était passé. Suite à cette fête nocturne nos soldats apparurent le lendemain matin avec beaucoup de retard. Nous attendions depuis longtemps le départ de la marche avec nos porteurs, quand les deux premiers soldats apparurent ; les autres suivirent, alors que nous étions partis depuis longtemps. Ce n'est que longtemps après midi que nous atteignîmes les villages prévus pour passer la nuit, puisque les nombreux porteurs devaient être répartis sur plusieurs chefs. Le jour suivant devait nous mener à un poste de sous-officiers espagnols, la marche devait être assez longue et pénible. Au lieu de partir au lever du soleil, comme habituellement, et de faire une pause d'une demi-heure après trois heures de marche, le commando d'accompagnement ne daigna se mettre en place qu'à sept heures. Pour ne pas se fatiguer inutilement, une pause fut faite après deux heures, vers neuf heures, pour attendre la relève qui venait vers nous. Pendant cette pause petit déjeuner vraiment allongée, les porteurs de caoutchouc nous pressèrent de nous détourner de l'itinéraire prescrit, il serait trop dangereux. Les indigènes nous attaqueraient, et ils seraient ensuite tués. Et l'autre itinéraire, que personne ne connaissait, serait tout à fait sûr. Apparemment ils avaient déjà toutes sortes de raisons étayant ces suppositions. Mais d'après les déclarations des chefs de village, nous n'étions menacés ici par aucun danger, ce serait seulement dans quelques jours, quand nous nous rapprocherions des villages des Ntoumou rebelles. Enfin, après une attente de plusieurs heures, la relève apparut ; nous pûmes continuer notre marche qui nous menait maintenant encore pendant trois à quatre heures à travers des forêts denses et inhabitées, par des chemins qui nous contraignaient à quitter nos hamacs. Fatigués et affaiblis après ces chemins pénibles et le tempo rapide imprimé par nos guides, nous atteignîmes enfin le petit poste au milieu d'un village.

Dans une pitoyable petite maison habitaient deux sous-officiers espagnols, tous deux malades, l'un souffrant d'une crise de paludisme, l'autre de dysenterie. On nous indiqua le village suivant, à deux minutes de là, ensoleillé et laid. Jusqu'ici nous avions marché presque parallèlement à la frontière ; à partir d'ici notre parcours se faisait en direction sud-ouest vers la côte. Et à partir d'ici il fallait faire attention. Nous partîmes le lendemain, de nouveau en retard, deux soldats à la pointe de la caravane de plus de deux cents porteurs, les cinq Européens en queue, car les porteurs ne marchent pas volontiers en dernier. Les trois autres soldats étaient restés un peu en arrière.

Après une heure de marche à travers des villages, à travers la forêt, sur de longues digues en bois bringuebalantes, dans des régions marécageuses, retentirent soudain devant nous trois ou quatre coups de feu, que d'après l'expérience passée nous attribuâmes à nos bizarres protecteurs. Mais après il y eut des détonations de tous les côtés, la caravane s’arrêta et revint en arrière. L’instant d’après plusieurs porteurs couverts de sang passèrent devant nous en courant, laissant leurs charges en arrière. Mes porteurs se révélèrent efficaces, ils m’avaient déposée à terre avec mon hamac et me supplièrent de bien vouloir rester assise sur le sol, pour qu’aucun coup ne m’atteigne. On n’arriva que péniblement à empêcher les porteurs de rebrousser chemin en une fuite sauvage. Les trois soldats négligents arrivèrent aussi haletants, le souffle coupé, et nous signifièrent qu’il fallait retourner au poste.

Nous n’avons pas vu les attaquants, nous avons seulement entendu un cri perçant, sans doute leur cri de guerre. La population du village proche s’était évanouie.

La caravane se regroupa à proximité du poste. J’ai bandé les porteurs gravement blessés, car j’avais heureusement emporté des bandages de Yaoundé. Où étaient les porteurs, et parmi eux les miens, est-ce qu’ils avaient jeté nos charges et s’étaient enfuis, qui pouvait savoir ? Le sous-officier espagnol dépêcha quelques soldats sur les lieux de l’accident, il y eut encore des coups de feu isolés. Après quelque temps le feu cessa, et peu à peu nos porteurs se retrouvèrent, avec les charges que l’on croyait perdues, très excités suite aux événements, et les porteurs de caoutchouc, fiers que leur prophétie se soit réalisée. Plusieurs tirs avaient atteint les charges, dont un bidon de pétrole, le précieux liquide s’en était échappé mais il sentait toujours. Les projectiles étaient des morceaux de fer anguleux et tranchants, des pointes de lance, etc.

Nous étions donc dans le village même dont nous étions partis, et avions attendu qu’arrive ce qui devait arriver. Il était totalement exclu de reprendre le même chemin avec une escorte aussi faible, d'autant plus que nous autres Européens étions désarmés, car toutes les armes devaient être rendues lors du passage de la frontière. Nous devions patienter jusqu'à ce que le lieutenant arrive de Micomeseng ; il était attendu dans les jours suivants avec nombre de soldats. Pour mettre un terme aux agressions et aux inquiétudes des caravanes allemandes, les Espagnols envisagèrent une attaque concentrée sur le foyer de tous ces méfaits. Il y avait là-bas un chef qui avait pris part au meurtre de deux Allemands près de la frontière en mars 1915, qui avait échappé jusqu'ici au châtiment et qui était l'instigateur de cette attaque.

Bon gré mal gré cela signifiait pour nous qu'il fallait attendre le résultat de cette expédition, et aussi douloureux que cela puisse être, que nous allions manquer le prochain vapeur de Bata à Fernando Po.

L'après-midi, quelques indigènes nous informèrent qu'un Allemand était arrivé. Et vraiment, à la nouvelle de notre mésaventure qui s'était propagée comme un feu de poudre de l'autre côté de la frontière, le chef d'un poste allemand établi à seulement deux heures de marche, un caporal qui en temps de paix servait sur un vapeur était venu voir si nous avions besoin d'aide. Fidèle et brave il nous a aidés tout le temps que nous attendions, qui sans son aide énergique aurait pu devenir critique, moins pour nous que pour nos indigènes. Chaque jour, il livrait une grande quantité de nourriture pour les indigènes, et pour nous des fruits et d'autres aliments. Nous aurions aussi dû danser devant le buffet, car nous n'avions passé la frontière qu'avec des provisions pour deux semaines. Mais nous devions attendre ici pendant tout ce temps la possibilité de poursuivre le voyage ! La population, au début à peu près amicale, eut peu à peu un comportement inamical, qui devint presque hostile quand l'action planifiée contre les rebelles fut entreprise et continuée.

Entre-temps nous avions reçu une autre très mauvaise nouvelle. Presque en même temps que nous une caravane menée par un Allemand avait été attaquée lorsqu'elle cheminait vers Bata. A seulement dix heures de Bata, l'attaque avait été si violente, que la caravane avait totalement éclaté. Presque toutes les charges avaient été perdues, et quelques porteurs avaient été tués ou blessés. L'Européen conduisant la caravane aurait continué vers Bata, deux autres seraient sur le chemin du retour, dont un gravement blessé. C'est ce que racontèrent deux Yaoundé, qui arrivèrent chez nous, et cette nouvelle n'améliora pas précisément le moral des porteurs.

Le lieutenant espagnol et avec lui le médecin étaient arrivés. Ils avaient envoyé à notre demande mes blessés dont l'état était convenable vers le plus proche médecin en zone allemande. Nous attendions impatiemment le jour du départ. Un soir, le lieutenant nous conseilla de déménager dans son village, car d'après des rumeurs indigènes il se tramait quelque chose contre nous, et qu'avec le peu de soldats il ne pouvait protéger plusieurs villages. Je n'avais encore jamais vu ma tente être démontée aussi vite. En peu de temps toutes nos affaires ont été apportées dans le village des officiers distant de dix minutes. Comme l'avaient entendu plusieurs de nos indigènes, plusieurs personnes étaient tombées du côté des Fang, dont certaines étaient apparentées à nos villageois. Et déjà tôt le matin, une beauté Ntoumou avait jeté mes ustensiles de cuisine hors d'une case qui nous avait été attribuée avec force criailleries et jurons. Le mari, qui était aussi le chef, se tenait perplexe et apparemment mécontent à côté de sa chère moitié. Une manifestation du reste étrange, mais qui n'est pas rare : la femme, même chez nos indigènes camerounais, en fait objet de commerce et par conséquent à un statut inférieur, est souvent en réalité celle qui domine, et en aucun cas l'opprimée. S'il n'est pas rare que l'homme se livre à des voies de fait sur son épouse, la femme utilise d'autres moyens, et se refuse par exemple à cuisiner pour son mari, etc., et ainsi le touche à l'endroit le plus sensible.

Nous attendions de continuer la marche depuis près de deux semaines, quand arriva la nouvelle que vingt-neuf Européens avec de nombreux indigènes étaient partis de Ngoa. Cette nouvelle nous délivra enfin. Il était impossible que deux grandes caravanes se déplacent de concert. Le lieutenant nous promit une protection renforcée, et sans hésiter nous partîmes le lendemain matin.

Par peur d'une nouvelle attaque presque tous les porteurs de caoutchouc avaient décampé nuitamment ; seuls quelques-uns se présentèrent tôt le matin. Faute de porteurs, les précieuses charges de caoutchouc durent être laissées sur place.

Nous arrivâmes à l'endroit critique dans un silence complet, et vîmes que les Fang avaient choisi pour leur attaque un endroit qui nous était tout à fait défavorable. Un pont branlant sans garde-fous menait au-dessus d'une petite rivière assez encaissée, et une partie des porteurs était sur ce pont lors de l'attaque.

Nous avions devant nous une marche de huit heures. Pendant les premières heures un chemin étroit nous menait à travers une brousse épaisse, impénétrable au regard le plus perçant. Les porteurs habituellement si diserts ne pipaient mot, pas un son ne sortait. Ils marchaient tous ensemble l'air stressé, sans s'arrêter une seule fois, ce qu'ils faisaient si volontiers d'habitude. Après quelques heures nous nous arrêtâmes dans un village où nous devions attendre la relève des soldats. Malgré nos exhortations, cette halte se prolongea jusqu'à une heure de l'après-midi, et enfin arriva la patrouille, saluée par les nôtres avec une salve de leurs armes de service. Nous continuâmes dans la chaleur brûlante de la mi-journée. De nouveau très rapidement, à rythme accéléré, le plus souvent à travers la forêt ou une brousse épaisse. Quand nous voyions un village, il était en ruine, la plus petite case était détruite, pas un homme de long en large. Nous nous arrêtions dans les fermes, pour prendre ce qui nous plaisait. Sur les rivières et ruisseaux qui coupaient fréquemment notre chemin, tous les ponts avaient été détruits, si bien que nos porteurs de hamacs devaient garder leur équilibre dans la mesure du possible lorsqu'ils passaient à gué. Tout cela en punition de l'inconduite continuelle du chef et de ses gens.

De temps en temps la brousse était plus clairsemée. Nous arrivâmes enfin au poste en fin d'après-midi. Peu de temps auparavant notre chemin nous avait amené devant la tombe des deux Allemands qui avaient été assassinés, et avaient trouvé leur fin ici, si près du poste. En face de la tombe, de l'autre côté du chemin, les meurtriers avaient reçu un juste châtiment. Après l'enquête menée par les autorités espagnoles de Fernando Po, sept indigènes avaient été condamnés à mort. Le responsable principal, comme déjà dit un chef responsable encore maintenant de toutes les attaques, avait malheureusement réussi à s'échapper.

L'enquête administrative détaillée avait montré que des soldats anglais déguisés étaient impliqués dans le meurtre, et que les mains et les oreilles des regrettées victimes avaient été apportées aux Anglais à Campo comme preuve des faits. C'est de Campo, comme le racontaient d'un commun accord les indigènes, que les rebelles recevaient la poudre pour leurs fusils à chargement par la bouche. Ils avaient obtenu très récemment deux bidons à pétrole pleins de poudre. On aurait fait espérer aux chefs des récompenses pour déranger et harceler les caravanes allemandes. C'est tout à fait crédible : l'ennemi avait déjà offert au Cameroun des récompenses élevées pour les têtes de certains Européens.

Peu avant le poste, quelques soldats surgirent soudainement des épaisses broussailles : en raison de l'insécurité particulièrement grande et de l'insolence des broussards, les postes avaient été doublés sur le chemin vers la mer, pour protéger les « Yaoundé ».

L'officier espagnol avait justement reçu un écrit d'un Anglais de Campo en réponse à sa réclamation énergique auprès du poste anglais au sujet des livraisons continuelles de poudre aux indigènes espagnols. D'après les dires d'un indigène appréhendé par les Espagnols celui-ci aurait obtenu la poudre trouvée sur lui à Campo. L'officier, qui ne maîtrisait pas l'anglais, pria un de mes compagnons de voyage de lui traduire le message. Ce message disait qu'il n'était pas exclu que l'indigène ait apporté de la poudre au travers de la proche frontière ; le rédacteur reconnaissait aussi qu'il connaissait l'individu en question, et invitait du reste très amicalement l'officier à lui rendre visite.

Nous apprîmes également des Espagnols combien la situation de la guerre était favorable chez nous. Ils étaient pleins d'admiration sur la longue et héroïque défense du Cameroun dans des conditions extraordinairement difficiles.

À partir d'ici le lieutenant voulut nous accompagner lui-même et décida que le lendemain serait jour de repos, ce qui tombait très bien pour nos porteurs stressés qui par ailleurs n'osaient pas sortir des limites étroites du poste. Il y avait encore quelques rudes journées de marche devant nous.

Nous complétâmes notre stock de provisions qui avait fondu avec du riz obtenu à un prix élevé auprès des soldats indigènes. Nos porteurs n'étaient nourris par nécessité qu'avec des bâtons de manioc, car il n'y avait rien à dénicher jusqu'à Bata. Les indigènes du poste ne se hasardaient pas dans les villages éloignés.

L'officier espagnol fut ensuite retenu par des nouvelles de service, et il instruisit encore une fois en détail notre commando d'accompagnement avant le départ. Nous atteignîmes alors sans autre incident notre but, un village se trouvant déjà hors de la zone dangereuse. Notre chemin nous mena non loin de là à un poste de sous-officiers espagnols situé immédiatement sur la haute rive sud du Ntem, ce qui nous permit encore une fois de jeter un coup d'œil sur le Cameroun. En face du poste, de l'autre côté du fleuve se trouvait la ferme d'un allemand, maintenant camp des Anglais venus de Campo, qui devaient être postés désormais plus à l'est. On devait être fier de ce que lorsque début février le manque de munitions contraignit la troupe de protection à traverser la frontière, l'ennemi présent depuis mi-janvier (les Anglais venant de l'ouest et à l'est les Français qui se trouvaient déjà le 31 décembre à Ambam) ne parvint pas à empêcher le passage en territoire espagnol.

Nous comprîmes combien les Espagnols étaient prudents, lorsque le sous-officier espagnol nous pria de ne pas nous approcher des fenêtres, car sinon il allait recevoir immédiatement une plainte de la part des Anglais qui étaient peut-être encore là.

Nous devions atteindre la côte le jour suivant. Et je n'oublierai jamais quand à midi, après une marche de plusieurs heures à travers forêt, villages, plantations vastes et fertiles, où le cacao était au premier rang, sortant de la forêt dense et sombre, nous vîmes immédiatement devant nous l'océan vaste et bleu sous les rayons du soleil. Après une retraite d'une année et une randonnée de plusieurs semaines à travers la forêt vierge la plus profonde, la mer libre et sans limites. L'étonnement des quelques porteurs de l'intérieur, qui n'avaient pas encore vu autant d'eau, était réjouissant.

À peine nous étions-nous installés sur le sable à l'ombre des grands arbres du rivage qu'à l'horizon émergea un bateau allant vers le sud, un petit navire de guerre français, bientôt suivi d'un anglais. Un petit vapeur espagnol aussi allait vers Bata. L'après-midi nous marchâmes encore quelques heures directement sur la plage à marée basse. Nous passâmes encore une fois la nuit dans un poste militaire espagnol et continuâmes le matin suivant notre marche le long de la côte, retenus plusieurs fois par la traversée de quelques cours d'eau se jetant dans la mer. Et nous entrâmes l'après-midi à Bata, le petit port primitif du Muni espagnol, et furent reçus amicalement par les Allemands du lieu et observés avec attention par les représentants des firmes anglaises.

6. Retour au pays

Nous apprîmes bientôt qu'aucun vapeur pour Fernando Po n'était à quai, et que les Anglais allaient d'abord remorquer celui attendu sous peu vers Douala pour décharger les vivres qu'il contenait.

Considérant les plus grands convois à venir qui seraient naturellement difficiles à loger, je montai ma tente près de la plage sous de hauts cocotiers élancés chargés de fruits. Mes porteurs érigèrent derrière une case de cuisine légère et aérée. On me transmit un cadeau de bienvenue particulier, une lettre arrivée depuis peu d'Allemagne, la première après neuf mois et la troisième en presque un an et demi.

Je sortis ensuite pour trouver de la nourriture, d'abord dans la seule factorerie allemande : il n'y avait rien là-bas. Les Anglais ne laissaient passer aucune marchandise pour les entreprises allemandes. Mais il y avait peu de provisions également dans les factoreries espagnoles, le plus important, la farine, le café, le sucre, n'était disponible qu'en petites quantités.

Les jours suivants de grandes caravanes arrivèrent l'une après l'autre, dont des transports de malades sous la direction des médecins et accompagnés par nos sœurs. Peu après mon départ de Yaoundé il était devenu nécessaire de mettre en sécurité l'hôpital militaire, une tâche très difficile.

En dehors des Européens malades et blessés, beaucoup de soldats de couleur qui ne pouvaient pas marcher avaient été transportés en hamac. Ces caravanes ne nous amenèrent pas de nouvelles récentes du Cameroun. Les Espagnols mirent généreusement à disposition des Européens leur vaste hôpital situé en hauteur et aéré. Des maisons de brousses vite construites apparaissaient partout, de nombreuses tentes étaient montées. Pendant quelques jours régna une pénurie inquiétante d'aliments. Le navire attendu avait été comme prévu conduit vers Douala et sa cargaison avait été confisquée. C'est seulement suite aux représentations énergiques des autorités espagnoles, qui devaient s'occuper des Allemands internés, qu'une partie fut restituée.

Après une attente de dix jours s'offrit enfin l'occasion de rejoindre Fernando Po avec le très petit vapeur côtier espagnol. Qui devait avoir aussitôt une correspondance vers l'Europe. Après à peine une heure de trajet, l'« Antonico » fut arraisonné par le « Vauban », un petit navire de guerre français. Nos bagages furent soumis à une fouille approfondie, et nous qui atteintes du mal de mer étions couchées dans une cabine, fûmes interrogées de façon approfondie par un officier français parlant couramment l'anglais. Il voulait avoir des renseignements sur notre itinéraire, sur les époux des femmes allemandes qui voyageaient avec nous, s'ils faisaient partie de la troupe ou étaient au service du gouvernement, etc. Il aurait volontiers voulu entendre la veuve d'un officier de réserve mort au combat, anglaise de naissance, dire qu'elle envisageait de retourner en Angleterre, que cela ne s'était pas bien passé chez les Allemands, qu'elle avait fait un très mauvais voyage. Mis visiblement de mauvaise humeur par des réponses conformes à la vérité, il lui souhaita ironiquement un bon voyage vers l'Allemagne qu'elle n'atteindrait sans doute pas. Il me demanda aussi comment j'imaginais le voyage vers l'Allemagne.

À Santa Isabel, capitale de l’île de Fernando Po, le consul allemand nous salua, mit à notre disposition une pièce de son habitation et fut à nos côtés pour nous conseiller et agir.Il ne fallait pas pour le moment penser à continuer le voyage, car le « Villaverde », le petit vapeur espagnol, était parti vers Bata pour faire un premier transport d’Allemands. Nous devions donc prendre patience et attendre. Toutefois cette attente se prolongea de façon inattendue. Car le « Villaverde » faisait continuellement des allers-retours entre Bata et Santa Isabel ou San Carlos. Avec un grand sens de l’hospitalité, les Espagnols s’étaient déclarés prêts à accueillir des Allemands dans leurs maisons ; même la population indigène, avec parmi elle quelques planteurs très fortunés, avait tenu une assemblée pour débattre de l’« invasion » allemande.

Peu après mon arrivée à Santa Isabel un navire de guerre anglais amena de Douala les pères et sœurs de la mission catholique du Cameroun. Ils avaient été faits prisonniers à Minlawa, près d’Ebolowa, et amenés à Douala par Yaoundé et Édéa. Ils nous donnèrent encore une fois des nouvelles d’un Cameroun entre-temps totalement évacué par nos troupes.

Yaoundé avait été évacuée par les derniers allemands le 31 décembre 1915, seuls deux pères étaient restés en poste à Yaoundé. Le 1er janvier 1916, les Anglais venant de Yoko prirent possession de l’endroit en observant la plus grande prudence. Ebolowa, que nous avions également évacuée, fut occupée par l’ennemi le 19 janvier. Les Français et Anglais qui étaient restés en prison presque un an et demi furent libérés et une unité anglaise fut constituée. De vifs combats s’étaient déroulés à proximité de la frontière, où les pertes de l’ennemi avaient été extraordinairement élevées. Les sœurs avaient ainsi entendu à Douala qu'un vapeur qui devait transporter des soldats de couleur et une pièce d'artillerie sur un théâtre de guerre éloigné, soit vers l'Europe, soit vers l'Afrique de l'Est, avait reçu l'ordre de revenir au plus vite à la nouvelle de ces combats. Les membres de la mission avaient voyagé de Yaoundé à Douala pour partie en automobile, dont les Anglais possédaient un grand nombre, pour partie par le train sous une surveillance militaire draconienne. A Douala, qui devait n'avoir pas beaucoup changé, ils ont été strictement séparés des autres prisonniers de guerre qui étaient logés dans la maison de l'établissement de la mission de Bâle, et un appartement leur fut attribué dans la mission catholique. Alors que les sœurs ne se plaignaient pas du traitement qu'elles avaient subi, un père m'expliqua, que pour avoir été traités complètement comme des criminels, il ne leur avait manqué que d'avoir eu les mains liées.

Un couple de missionnaires racontait une histoire analogue : bien que de nationalité suisse, ils avaient été faits prisonniers à la mission américaine de Metet (entre Yaoundé et Ebolowa), dont les membres américains par contre ne furent pas importunés. En chemin vers Ebolowa ils avaient entendu plusieurs fois quand les Sénégalais s'entretenaient entre eux, ce qui devait arriver à Ebermeier le gouverneur du Cameroun, pour le punir d'avoir fait durer les combats pour le protectorat. Ces Suisses étaient aussi sous la stricte surveillance de militaires de couleur, qui empêchaient toute approche d'un indigène qui voulait saluer son missionnaire. Ils avaient été logés à Douala dans l'établissement de la mission de Bâle. Le « libre » Suisse s'indignait encore après coup, qu'à chaque pas un soldat de couleur armé se fût tenu près de lui, d'avoir dû se présenter à la toilette matinale au signal d'une sonnette, et plus encore. Dans la cour de l'établissement de la mission, les meubles des Allemands avaient été brisés pour faire du bois à brûler.

Les Suisses racontèrent aussi la discorde permanente entre les Français et les Anglais ; ils avaient eu l'impression que l'ennemi lui-même ne savait pas si le drapeau allemand allait flotter un jour de nouveau sur le Cameroun. Si les Anglais comptaient sur une prise de possession permanente de notre beau protectorat, alors leur tactique très éprouvée de destruction et d'anéantissement général de biens économiques était totalement insensée. Ils avaient partout détruit les maisons, abattu les palmiers à huile et les arbres fruitiers, et tout ceci, ainsi qu'un officier anglais de grade élevé l'admit, sur ordre du gouvernement anglais.

La petite ville amicale de Santa Isabel avec son merveilleux port naturel, située joliment au pied d'une montagne de trois mille mètres de haut, prit peu à peu un aspect tout à fait militaire. Le gouverneur du Cameroun arriva fin février, salué par le gouverneur général espagnol son Excellence Barrera et fut reçu solennellement avec de la musique et une compagnie d'honneur sur le quai.

Le chef suprême des Yaoundé, Atangana, qui avait fidèlement suivi le gouverneur jusqu'à Bata, resta là-bas avec femme et fils, pour aménager des fermes pour la nourriture de nos indigènes, laissant sa fille de onze ans sous la garde des sœurs catholiques.

Des bâtiments furent mis à disposition tout près de la plage, pour abriter un hôpital militaire, . On avait construit des maisons, de nombreuses tentes furent montées. Pour les soldats de couleur qui étaient amenés progressivement avec les leurs, finalement douze à quatorze mille indigènes allemands, un grand camp fut construit sur les vastes plantations de cacao de la firme allemande Moritz et aussi sur des terrains espagnols. Les cabanes légères provisoires vite construites furent remplacées progressivement par des maisons de brousse durables ; on érigea pour les Européens une grande maison de nattes avec une véranda aérée et ombragée.

Les Français et les Anglais ont dû chercher de façon répétée à obtenir du gouverneur général qu'il leur remette les troupes de couleur, mais ce fut toujours en vain, il resta ferme. Nos soldats étaient très admirés par les blancs et les noirs ; leur bonne discipline exerça visiblement une influence sur les seconds.

Au cours du temps ils devinrent clairement plus courtois. Pour les commerçants, c'était l'âge d'or. Chaque Européen qui pendant les longs mois de retraite s'était naturellement dépouillé rayonnait dans un nouvel équipement. Les noirs aussi trouvaient à profusion des occasions de convertir les revenus accumulés pendant la guerre en alimentation, vêtements et petites dépenses de loisir, pipes, tabac, harmonica, etc.

Il y avait beaucoup de vie et d'animation dans les concerts donnés deux fois par semaine par un orchestre de musiciens de couleur, dont quelques Douala, sur la plaza située juste au-dessus du port. Ces concerts avaient pour nous les broussards l'attrait de la nouveauté et de l'inhabituel.

Dans la seconde moitié de mars deux vapeurs espagnols attendus longtemps et ardemment arrivèrent enfin d'Europe, bientôt suivis par un petit navire de guerre, l'« Extramadura ». Les deux vapeurs étaient destinés à emmener les Allemands internés vers l'Espagne sous la protection du navire de guerre d'escorte.

Alors qu'en temps de guerre la santé des Européens s'était avérée convenable, malgré les grands efforts et la nourriture à peine suffisante, elle laissa à Bata beaucoup à désirer. Bilharziose et maladies de l'intestin se déclarèrent assez fréquemment, en partie suite à la décompensation arrivant après une période difficile, lors du relâchement de la tension. À Santa Isabel il y eut aussi beaucoup de cas de paludisme et de bilharziose. J'avais donc repris depuis longtemps mon activité au microscope, ce qui en même temps me rendait l'attente plus supportable. Les grandes chaleurs de février et mars ne furent adoucies que dans les derniers jours de mars par de violentes tornades et des pluies abondantes ; lors des jours de pluie les sommets bleu foncé du grand et du petit Mont Cameroun s'offraient à nos regards dans une merveilleuse lumière, comme à portée de main. De temps en temps un grand vapeur anglais allant d'Angleterre à Douala passait devant Fernando Po. Et de temps en temps venait aussi le « Vauban » pour une courte escale dans le port espagnol, où en plus des navires espagnols se trouvaient deux petits vapeurs côtiers allemands qui s'y étaient réfugiés au début de la guerre.

Le « Villaverde » put enfin partir vers l'Europe fin mars, offrant la première possibilité de voyager depuis mi-janvier, y compris pour les Espagnols. Heureusement j'ai encore trouvé avec une dame allemande une place, fort resserrée car le vapeur de mille tonnes était bondé. Le navire prit le large le 26 mars au soir. Nous regardâmes longtemps en arrière vers Fernando Po, qui nous avait accueillis et hébergés, nous les réfugiés de guerre. Le « Cataluna » et l'« Isla de Paneij » devaient nous suivre dans quelques jours pour transporter la troupe, mais ce court délai se transforma en trois semaines à cause des travaux d'aménagement pour augmenter leur capacité. Les deux vapeurs faisaient constamment l'aller-retour de Bata pour aller chercher les dernières troupes. Deux de nos sœurs étaient encore en activité à l'hôpital militaire de Bata lors de mon départ, pendant que trois autres attendaient le voyage du retour à Santa Isabel. Notre voyage nous mena tout d'abord vers la côte du Liberia que nous atteignîmes en cinq jours. Bien des fois je me suis remémoré les voyages précédents sur les vapeurs bien plus grands et plus confortables de la compagnie Woermann. Même le « Gertrud Woermann », depuis longtemps coulé et oublié, qui m'avait conduit en 1900 vers le Sud-Ouest Africain se détachait avantageusement du vieillissant « Villaverde » qui avait été en de meilleurs temps le yacht d'un espagnol de Cuba.

Nous fîmes au Liberia trois escales, d'abord le cap des Palmes, ensuite Grand Bassa, et finalement Monrovia. C'est ici que je vis et vécus pour la première fois avec une grande joie la cohésion et l'empathie des Allemands à l'étranger, notamment en temps de guerre, une preuve en était l'amour de la patrie ressenti par tous. Environ cent Allemands vivaient à l'époque au Liberia, dont quatre-vingts à Monrovia, avec parmi eux des femmes et des enfants. Ils étaient tous séparés de la patrie depuis août 1914 et recevaient rarement lettres et nouvelles.

Le Liberia souffre beaucoup de la guerre, qui anéantit commerce et vie et empêche toute arrivée d'argent. L'Angleterre travaille ici aussi avec des listes noires : les entreprises anglaises avaient reçu l'invitation ou l'ordre de rompre tout lien commercial avec les Allemands, et de ne plus les saluer. Du président de la République, un noir bien sûr, on avait exigé la fermeture de la grande station de radio allemande.

Elle avait été fermée, mais en même temps que la station française. Même les indigènes du Liberia ne croyaient plus les dépêches de Reuter, qui la plupart du temps s'avéraient après coup inexactes. Les Français avaient essayé de susciter des troubles au sud : ils avaient attaqué une barcasse allemande sur le sol libérien. Finalement, le président avait prié les États-Unis d'envoyer un navire de guerre, qui s'est posté ensuite pendant quelques mois devant la côte. Après cela le calme revint. Le consul général d' Angleterre surveillait les Allemands avec des yeux d'aigle depuis sa maison située près de la plage, et leurs allées et venues quand un vapeur espagnol était au port. Car « On peut faire confiance aux Allemands, ils sont capables de tout dans cette guerre ». Quelques-uns de ceux qui mus par le désir de prendre part à la défense de la patrie avaient essayé de rejoindre l'Allemagne, avaient dû atteindre leur but. Mais la majorité a échoué en prison.

Les Allemands d'ici avaient suivi avec un vif intérêt les combats au Cameroun et avaient été très heureux d'apprendre que le passage en zone espagnole avait complètement réussi.

Le port suivant était Dakar, le poste français sur la côte de Sénégambie, où notre vapeur devait charger du charbon.

De puissants forts hérissés de canons gardaient en permanence l'entrée du port qui contenait quatre grands navires de guerre français avec chacun quatre cheminées, et quelques vapeurs de transport ou de fret, dont un japonais. Les passagers espagnols allèrent à terre et nous ramenèrent les nouvelles les plus récentes. Il devait y avoir, racontèrent-ils d'après leur estimation, environ trente prisonniers allemands sur les navires. Apparemment ils allaient bien, ils avaient même reçu de la bière. Ils racontèrent qu'un officier français envoyé dans l'arrière-pays de Dakar pour recruter les indigènes pour les théâtres de guerre européens avait été tué par ceux-ci et dévoré. Les indigènes ne voulaient plus aller en Europe, car aucun des leurs n'en revenait. Et les grands navires de guerre étaient ici en chasse après le « Möwe », dont les voyages intrépides et mystérieux avaient échauffé les esprits, particulièrement ceux des ennemis, ou fuyaient devant les sous-marins allemands qu'ils craignaient. Le « Möwe » s'était positionné devant ce port de Dakar et avait attendu la sortie de l'« Appam », ce navire sur lequel en 1914 des femmes et des enfants du Cameroun avaient été amenés et maltraités. Quelle joie ont éprouvée les combattants camerounais qui malades à Banyo en novembre 1915 avaient été faits prisonniers par les Anglais lorsqu'ils ont été si soudainement libérés par un navire de guerre allemand. Nous les deux Allemandes, on nous laissa tranquille ici, seuls nous suivaient souvent les sombres regards des Français venus à bord.

Avant de continuer notre voyage vers les « îles », nous fîmes escale à Rio de Oro, un petit bout de terre espagnole oublié de Dieu, à quelques jours au nord de Dakar, pour amener de l'eau et des provisions aux Arabes qui s'y consacraient à la pêche. Tout près de la côte, en eau peu profonde, émergeait le bordage de notre croiseur auxiliaire

« Kaiser Wilhelm der Große », qui avait été torpillé en eaux neutres par les Anglais en 1914. L'équipage avait été interné à Las Palmas, où comme j'appris plus tard là-bas, ils furent au début surveillés assez strictement, car beaucoup cherchaient à s'échapper vers la patrie.

Le trajet nord-nord-est se dirigeait maintenant vers les Îles Canaries. Un froid tout à fait inhabituel succéda à la chaleur à peine supportable des dix premiers jours ; notre « Villaverde » avait fort à faire avec un vent violent du nord, et moi aussi, car j'avais dû laisser mes vêtements chauds de voyage, de même que couverture, chaise et coffre au départ de mon voyage en brousse à Douala, car on ne devait emmener que le strict minimum lors du coûteux transport par porteur. Et personne n'a jamais revu les affaires laissées à Douala. Est-ce que les Anglais les avaient, les Français, ou les indigènes ennemis, ou ceux de Douala, qui pouvait savoir ?

La petite île de La Palma, jusqu'ici inconnue de moi, était notre prochain but. Ici s'était mise à l'abri une barque[17] allemande, le « Pamir », dont le capitaine vint bientôt pour savoir d'il y avait des Allemands à bord. Il était parti à la voile de Valparaiso mi-juillet 1914. Le premier septembre un Français lui avait signalé en haute mer : Guerre ! Et quelque temps après un navire qu'il avait rencontré, et bientôt reconnu pour allemand, lui communiqua par radio que la guerre était déclarée entre... « Et ensuite pendant un quart d'heure il n'a cessé d'énumérer par radio tous ceux qui étaient entrés en guerre » me raconta le débonnaire ressortissant du Schleswig-Holstein.

---

[17]Une barque dans ce contexte désigne un voilier dont seuls les mâts avant et central portent des voiles carrées. Le trois-mâts barque était très utilisé dans la flotte marchande.

Le capitaine allemand lui dit aussi que les Anglais recherchaient les navires allemands dans les parages. Il fit alors demi-tour, mit cap au sud plutôt qu'au nord, changea de cap plusieurs fois encore et atteignit heureusement le sûr port neutre. Quelques heures plus tard entra également l'Anglais qui le cherchait. Le capitaine avait bien du mal avec les plus jeunes de son équipage, qui voulaient absolument aller en Allemagne. « Ces idiots de jeunes savent pourtant bien qu'ils n'y arriveront pas »

Après un court séjour dans ce port le plus à l'ouest de ce groupe d'îles nous continuâmes notre trajet vers Ténériffe et Las Palmas. Quel voyage ! Puisque nous allions droit vers l'est, le fort vent du nord prenait de côté notre petit vapeur pas très amariné ; lors des forts coups de vent il se couchait avec le bord tribord sur l'eau, il cherchait à se redresser, et se balançait ainsi si bien qu'à bord tout ce qui n'était pas rivé au sol volait pêle-mêle. La nuit aussi nous étions continuellement en danger d'être jetées hors du lit.

Nous passâmes de nuit devant Ténériffe, dont le port avait été rejoint par de nombreux navires allemands à la déclaration de guerre. Le matin suivant l'ancre fut jetée à Las Palmas. Nous ne nous hasardâmes sur le pont que lorsque le navire s'arrêta, et fûmes ici aussi attendus par un grand nombre d'Allemands, qui avaient à cœur le destin du Cameroun. Beaucoup de questions des proches parents des Camerounais étaient arrivées jusqu'ici ; c'est volontiers que je donnais à chacun toute l'information possible.

Une connaissance de mon voyage de 1913 s'occupa de nous le plus aimablement, et nous nous reposâmes dans une auberge à direction allemande des peu confortables dernières heures à bord du « Villaverde ».

Nous rencontrâmes ici une dame camerounaise avec ses enfants, dont l'époux fait prisonnier par les Anglais dans le Nord Cameroun se trouvait encore à Douala. Deux autres avaient continué quelques jours avant leur voyage vers la Hollande sur un navire hollandais de la ligne des Indes orientales. Le consul nous conseilla de ne pas attendre ici les prochains, car l'agent anglais de l'armement hollandais essayait souvent de faire échouer l'embarquement des femmes allemandes.

Lors de mon tour dans les rues de la ville j'ai pu voir ce qu'on m'avait déjà raconté, qu'elles étaient tranquilles et sans vie. Les grandes auberges anglaises étaient fermées. La pauvreté d'un peuple qui en temps normal vivait du trafic portuaire intense augmentait constamment. Alors qu'en temps de paix jusqu'à vingt vapeurs entraient et sortaient chaque jour, il se passait maintenant de nombreux jours sans qu'un seul n'arrive. L'île perdait des millions. Il y avait bien douze navires allemands qui s'étaient réfugiés ici.

Les Allemands de Las Palmas planifiaient un accueil festif des Camerounais, à leur arrivée à l'île pour aller en Espagne: des présents devaient leur être remis.

Cela nous réjouissait vraiment le cœur d'entendre, comme jusqu'ici pendant notre voyage, mais ici aussi, de quelle haute réputation jouissaient partout nos sous-marins, nos Zeppelin, d'apprendre quelles armes efficaces et merveilleuses nous possédions, conquêtes de l'esprit et de la rigueur allemands, combien elles étaient craintes de nos ennemis qui n'avaient rien d'équivalent à leur opposer. Dans les discussions de mes compagnons de voyage espagnols revenait toujours le « submarin alemano ». Le « Villaverde » entra dans le port de Cadix après un voyage de vingt jours. Je vis là pour la première fois la « peinture de guerre » des navires neutres qui portaient leurs couleurs nationales des deux côtés de la proue en un large contour, et aussi sous le bastingage tout autour du navire. Nous avions rarement rencontré un vapeur en haute mer : c'est devenu bien calme sur les flots.

Déjà en chemin on m'avait raconté que je n'aurais plus l'occasion d'aller en Hollande depuis Vigo. Les lignes maritimes voulaient toutes mettre fin à la circulation des vapeurs en raison du danger représenté par les sous-marins. On m'apprit au consulat allemand de Cadix que le dernier vapeur hollandais venant d'Amérique du Sud partirait de Vigo le 21 avril. Je continuai donc le lendemain vers Madrid.

L'influence de la guerre se faisait sentir aussi dans l'Espagne neutre. La grande affluence d'étrangers de la « Semana Santa » promettait de n'être qu'insignifiante cette année, ce dont souffrait particulièrement Séville. Les prix des aliments atteignaient des sommets inhabituels à Madrid.

Après un court séjour à Madrid j'ai continué vers Vigo, que j'ai atteinte le jeudi saint. J'ai rencontré à l' « Hotel Continental » de nombreux Allemands qui s'y étaient réfugiés fuyant le Portugal ; dont quelques couples d'un certain âge, qui nés de parents allemands au Portugal, y avaient passé toute leur vie et avaient quitté d'un cœur affligé un pays devenu si inhospitalier.

Je suis montée la veille de Pâques à bord du « Frisia », un beau navire hollandais de la ligne d'Amérique du Sud. Le voyage jusqu'à Amsterdam devait durer quatre jours. Une grande partie des passagers avait débarqué à Lisbonne ou à Vigo, par peur de la traversée de la Manche, des mines ou d'un torpillage.

Nous atteignîmes Falmouth à l'heure prévue et sans incident. A peine le « Frisia » avait-il jeté l'ancre que les Anglais montèrent à bord, occupèrent tous les postes et firent venir les passagers de première classe dans la salle à manger de seconde classe. Après quelques heures nous pûmes revenir et fûmes alors entendus individuellement. Nos passeports furent vérifiés, chacun fut interrogé de façon pressante au sujet des lettres et des papiers de tiers, au sujet du sens et du but du voyage. Ensuite, un homme fouilla les bagages, et finalement une femme s'occupa de la fouille corporelle des dames. Pour cette dernière, c'était apparemment une affaire très profitable : la simple femme qui remplissait cette fonction sur le « Frisia » savait l'aménager d'une façon qui en valait la peine. Elle avait trouvé chez plusieurs des voyageuses des choses qui lui plaisaient beaucoup, comme des pièces de monnaie de grande taille, par exemple cinq pesetas, « qui feraient une très belle broche », ainsi qu'elle disait. Les éventails et d'autres objets obtenaient aussi son approbation. Pour se débarrasser de la femme, on lui laissait dans divers cas ce qu'elle souhaitait. Elle avait déjà essayé la même manœuvre à l'aller, souvent avec succès.

Les Anglais, qui à l'exception d'un jeune officier, étaient tout à fait courtois, me prirent quelques petits carnets avec des remarques scientifiques et des notes sur mon voyage au Cameroun. La lettre de crédit et les papiers financiers me furent finalement restitués ; ils n'étaient pas obligés de rendre ces papiers, mais le firent néanmoins, m'expliqua l'homme en kaki magnanime.

Le capitaine ne reçut pas pour l'instant l'autorisation de poursuivre le voyage. L'armement avait ordonné télégraphiquement que le vapeur ne dût pas traverser la Manche, l'entreprise était trop hasardeuse. Il avait perdu deux mois auparavant son plus gros vapeur, le « Tubantia ». De plus le bateau ne pouvait continuer qu'en compagnie d'un autre. Mais il y avait un hic. On n'avait pas assez de charbon pour faire le voyage autour de l'Irlande et l'Écosse. Les Anglais firent dépendre la livraison de charbon de la condition que le bateau s'engage, qu'après avoir pris la mer il ne chargerait pas de charbon allemand et accosterait à des ports anglais. En plus le vapeur avait chargé du fret d'une firme sud-américaine qui était sur la liste noire.

Tout près de nous un grand navire hollandais de la ligne des Indes orientales était à l'ancre, et comme le nôtre montrait clairement les couleurs hollandaises, et le nom et le port d'attache en lettres géantes, qui devaient être bien éclairées de nuit. Aussi longtemps que nous étions dans un port anglais, à la tombée de la nuit toutes les lumières et les fenêtres devaient être masquées. Nous étions en situation critique sur la côte anglaise. Les journaux anglais communiquaient, même si c'était de façon très laconique, sur les tirs sur la côte orientale, sur les visites de Zeppelin et la révolution en Irlande. On ne devait pas mentionner à tout le monde nos sous-marins et nos Zeppelin, sous peine de rendre nerveux de nombreux passagers. Après quatre jours d'attente nous pûmes enfin aller vers Plymouth pour prendre du charbon. Nous revînmes le lendemain et direction la mer. Le « Jan Peter Coen » se joignit à nous ; il avait trois cents passagers à bord, dont beaucoup de femmes et d'enfants.

Un bateau de surveillance anglais nous arrêta au sud-ouest de la côte irlandaise, mais laissa le navire continuer tranquillement. Nous arrivâmes donc sans incident à Kirkwall, le port si renommé, où un grand nombre de navires neutres étaient à l'ancre. Le temps était sensiblement froid, mais calme. L'enquête fut ici courte, et on nous laissa tranquilles.

J'entendais beaucoup exprimer leur étonnement qu' il n'y eût aucune trace de la célèbre flotte anglaise, bien que l'on eût passé les îles Orkney.

Notre prudent capitaine ne voulut pas partir de Kirkwall de nuit à cause des mines; le voyage ne continua que le lendemain. Avec maintenant les bateaux de sauvetage balançant sur leurs supports, les ceintures de sauvetage à disposition. Un navire de surveillance anglais vint de nouveau à notre rencontre, et comme le capitaine ne répondait pas assez vite à son signal, tira un coup de semonce, mais vira vivement, une fois arrivé à notre niveau.

Au fur et à mesure que nous éloignions des côtes anglaises, tous se dégelaient à bord, équipage comme passagers. J'ai souhaité en secret qu'un de nos sous-marins veuille nous arrêter ou au moins soit en vue. Malheureusement, nous ne vîmes ni sous-marin ni Zeppelin. Nous allions très prudemment, mettions souvent en panne la nuit, et fûmes menés l'avant-dernier jour à travers la zone dangereuse par un remorqueur venu à notre rencontre, et atteignîmes Ijmuiden sans incident, si ce n'est la rencontre avec quelques mines dérivantes, et le matin suivant Amsterdam.

Deux jours après je passais la frontière allemande à Bentheim ; l'enquête particulièrement méticuleuse à laquelle y étaient soumis tous les voyageurs fut la première impression que j'obtins de l'état de guerre de la patrie. Sur le trajet d'Hambourg, j'ai vu les champs fleuris et fertiles comme en temps de paix. Seuls quelques uniformes gris, quelques blessés et la vie et le mouvement dans les gares ne laissaient pas oublier que la guerre faisait rage, heureusement à l'extérieur de nos frontières.

Bibliographie

L'édition originale en langue allemande, numérisée par l'université de Tübingen

Grete Kühnhold. *In Friedens- und Kriegszeiten in Kamerun.* August Scherl GmbH (Berlin), 1917, 68 p. (disponible sur https://www.deutsche-digitale-bibliothek.de/)

La traduction mot à mot du titre est *En temps de paix et de guerre au Cameroun*.

Le Cameroun sous la colonisation allemande

Albert Pascal Temgoua. *Le Cameroun à l'époque des Allemands.* L'Harmattan (Paris), 2014, 295 p.

La Grande Guerre au Cameroun

https://fr.wikipedia.org/wiki/Campagne_d%27Afrique_de_l%27Ouest

https://en.wikipedia.org/wiki/African_theatre_of_World_War_I

Général de division Aymérich, *La conquête du Cameroun, 1er août 1914-20 février 1916*, Payot (Paris), 1933, 215 p. (disponible sur Gallica http://gallica.bnf.fr)

Commission camerounaise d’histoire militaire. *Le Cameroun et la Grande Guerre (1914-1916)*, L’Harmattan Cameroun (Yaoundé), 2017, 444 p.

Henri Maillier. *Le rôle des colonies françaises dans la campagne du Cameroun (1914-1916).* Comité de l’Afrique Française (Paris), 1916, 124 p.

voir https://archive.org/details/lerledescolonn00mail

La maladie du sommeil

FE Phipps. « La trypanosomiase dans la région de Carnot (Haute Sangha) ». *Bulletin de la Société de Pathologie Exotique* (Paris), 1919, 12 (4), 416-34.

Accessible à partir du site de la Société de Pathologie Exotique http://www.pathexo.fr

Soins infirmiers laïques
dans les colonies allemandes d’Afrique

Nicole Schweig. *Weltliche Krankenpflege in den deutschen Kolonien Afrikas 1884-1918.* Mabuse-Verlag (Frankfurt-am-Main), 2016, 236 p

Cette étude comporte en annexe une transcription en caractères latins de l’ouvrage de Grete Künhold, l’édition originale étant imprimée en caractères gothiques.

Poste à drapeau (« Flaggenpost »)

Wenn Briefmarken erzählen: 9. Deutsche Flaggenpost in Kamerun

https://www.myheimat.de/marburg/kultur/wenn-briefmarken-erzaehlen-9-deutsche-flaggenpost-in-kamerun-d69695.html

Sammelgebiet deutsche Kolonien. Kamerun (VII)

http://www.kolonialmarken.de/content/download/kolonien/Kamerun.pdf

Carte du Cameroun allemand en 1911

Die Neugestaltung Kameruns auf Grund des Marokko Abkommens, mit Darstellung der Grenzen der französischen Konzessions-Gesellschaften und der Freihandelszone - D. Reimer [E. Vohsen] (Berlin) – 1911

(disponible sur Gallica http://gallica.bnf.fr)

Carte actuelle de l'Afrique

https://www.viamichelin.fr/web/Cartes-plans

Le Cameroun
aux éditions L'Harmattan

Dernières parutions

GUIDE MÉTHODOLOGIQUE DE LA PRATIQUE PÉDAGOGIQUE
Construire ses compétences et renforcer ses capacités
Pendia Sabine - Préface de Justin Tchangam
Cet opuscule vise à apporter une contribution certaine à l'amélioration de la qualité de la formation des élèves-instituteurs et des enseignants. Il répond à un besoin de renforcement des capacités en matière de pédagogie appliquée. Il offre de précieux éléments de base pour construire ses compétences dans les techniques de transmission des savoirs.
(Harmattan Cameroun, 16.50 euros, 144 p.)
ISBN : 978-2-343-13596-0, ISBN EBOOK : 978-2-14-005305-4

PRÉCIS DE CONTENTIEUX DES CONTRATS PUBLICS AU CAMEROUN
Biakan Jacques - Préface de Alain Ondoua
L'étude met en exergue les caractéristiques particulières du contentieux des contrats publics. Elle rend visibles les sources du contentieux des contrats publics et développe d'abord les mécanismes ou instruments «d'évitement du contentieux» et ensuite les techniques «d'accomplissement du contentieux». Ce livre est une source profonde de connaissances scientifiques, techniques et procédurales en matière de contentieux des contrats au Cameroun et, à titre d'exemple comparatif, en France.
(17.50 euros, 162 p.)
ISBN : 978-2-343-13541-0, ISBN EBOOK : 978-2-14-005313-9

UNE JUSTICE QUI VOUS BROIE... AFFAIRE Mme LYDIENNE YEN EYOUM
Une justice sous influence
Yondo Black
Préface du bâtonnier Christian Charrière-Bournazel
Postface du bâtonnier Patrice Monthe
Le procès intenté contre Mme Lydienne Yen Eyoum constitue un scandale juridique en même temps qu'une atteinte aux droits de la personne humaine les plus sacrés compte tenu des conditions de sa détention et des traitements inhumains qu'elle a subis. Pour Me Black Yondo, ce livre constitue un cri de révolte et un témoignage sur la vérité des faits pour la mémoire de l'histoire.
(Coll. Grandes figures d'Afrique, 14.50 euros, 128 p.)
ISBN : 978-2-343-13290-7, ISBN EBOOK : 978-2-14-005217-0

DISCOURS ANTI-SORCELLERIE DANS LES PENTECÔTISMES CAMEROUNAIS

Batibonak Sariette

La corrélation établie entre les pentecôtismes et la rhétorique anti-sorcellerie se traduit implicitement comme un examen de la qualité de l'accompagnement à la fois spirituel, psychologique et moral des croyants à la recherche du royaume des cieux. À partir d'un état des lieux des questions sorcellaires, une analyse de l'émergence des pentecôtismes camerounais permet de comprendre le rôle de la diabolisation sur la croissance des Églises pentecôtistes.

(Coll. Émergences africaines, 25.00 euros, 236 p.)

ISBN : 978-2-343-12844-3, ISBN EBOOK : 978-2-14-004951-4

LES SEPT PLAIES DE L'ENSEIGNEMENT TECHNIQUE AU CAMEROUN

Plaidoyer pour une rénovation des fondements

Bell Fritz

Cet ouvrage est un tableau réaliste et transparent, peint par un professionnel de l'éducation et présentant la situation de l'enseignement technique jusqu'en 2017 au Cameroun. De toute évidence, cette École est malade. Face à la profondeur du mal, l'auteur soumet son «ordonnance» à la relecture d'une large expertise qui pourrait contribuer à la guérison de ce secteur.

(Harmattan Cameroun, 17.50 euros, 158 p.)

ISBN : 978-2-343-13161-0, ISBN EBOOK : 978-2-14-005158-6

LA PRISE DE RISQUE ROUTIER AU CAMEROUN

Mvessomba Adrien Edouard, Ngah Essomba Hélène Chantal, Vigto Pulchérie Chantal

Ce livre situe la complexité de la prise de risque routier, qui est la principale cause des accidents de la route. L'argumentation suscite une réflexion chez les concepteurs des stratégies de sensibilisation à la sécurité routière, qui ne doivent plus considérer le preneur de risque comme un individu incivique, qu'il faut traquer par des mesures répressives, mais plutôt comme une personne dont la conduite est influencée par des facteurs psychosociaux. Cet ouvrage met en évidence la place que les croyances et la culture occupent dans la prise de risque routier, et, partant, de l'accidentologie.

(Harmattan Cameroun, 16.50 euros, 160 p.)

ISBN : 978-2-343-13303-4, ISBN EBOOK : 978-2-14-005011-4

L'ÉLECTION DES SÉNATEURS AU CAMEROUN

Regards sociopolitiques sur le scrutin du 14 avril 2013

Akono Evang Serge Paulin - Préface de Louis-Paul Ngongo

L'élection des sénateurs du 14 avril 2013 au Cameroun interroge la construction problématique de la légitimité démocratique des gouvernants et de la société politique. La contribution originale de l'auteur dépasse largement son terrain/objet, le scrutin sénatorial, et sa discipline, la science politique. La lecture plurielle des premières sénatoriales au Cameroun est susceptible de dépasser le cadre des débats intellectualistes pour interroger les pratiques politiques.

(Harmattan Cameroun, 23.50 euros, 222 p.)

ISBN : 978-2-343-12971-6, ISBN EBOOK : 978-2-14-004695-7

ARTS ET SOCIÉTÉS (numéro 1)

La revue *Arts & sociétés* est promue par l'IBA (Institut des Beaux-Arts à Nkongsamba, Université de Douala) pour diffuser et valoriser les résultats des recherches universitaires. Elle a une vocation pluridisciplinaire, relevant des beaux-arts et des lettres, sciences sociales et humaines.

(Coédition IBA, 29.00 euros, 280 p.)

ISBN : 978-2-343-11754-6, ISBN EBOOK : 978-2-14-005107-4

MÉDECINE TRADITIONNELLE ET DROIT DE LA SANTÉ

Pour une intégration du droit dans le système traditionnel

Kamgoui Kuitche Victorine - Préface d'Athanase Foko

De tout temps et dans tous les domaines, le droit a été confronté à des faits qu'il était utile d'enserrer dans des structures juridiques appropriées. Ce travail, dont les analyses sont illustrées par une étude de terrain, consiste à établir la possibilité pour le droit de régir les pratiques traditionnelles de soins. Face à certaines pratiques dénuées d'intérêt thérapeutique, il est nécessaire que la répression des activités illégitimes soit effective, de même que la réparation des incidents nés de cette activité.

(Harmattan Cameroun, 29.00 euros, 280 p.)

ISBN : 978-2-343-13162-7, ISBN EBOOK : 978-2-14-004781-7

HISTOIRES ET CHRONIQUES D'UNE TRIBU BULU DU SUD-CAMEROUN

Les Yemeyema'a de Nkongmekak

Efanden Philémon

Ce livre retrace l'histoire authentique d'une tribu bulu, Les Yemeyema'a du Sud-Cameroun, et invite à connaître et comprendre sa migration, ses savoirs et rites ancestraux, ses alliances guerrières, ses batailles et guerres, les accords de paix intertribaux et présente des illustrations rares de son histoire.

(Harmattan Cameroun, 18.50 euros, 174 p.)

ISBN : 978-2-343-13163-4, ISBN EBOOK : 978-2-14-004824-1

INTRODUCTION GÉNÉRALE AU DROIT CAMEROUNAIS

Tchakoua Jean-Marie

Le droit camerounais est, à bien des égards, singulier : il est un mélange des systèmes juridiques romano-germanique et anglo-saxon, du droit écrit et du droit coutumier. Il est affecté par une mutation d'une ampleur toute particulière : s'y conjuguent les forces du vent de l'intégration économique et juridique sous-régionale et régionale et des changements juridiques et institutionnels au plan interne. Le témoin le plus éloquent de cette profonde mutation est l'organisation judiciaire.

(Études africaines, 39.00 euros, 448 p.)

ISBN : 978-2-343-12522-0, ISBN EBOOK : 978-2-14-004812-8

BASSIN VERSANT DU NKAM-WOURI

Prototype de la biodiversité des zones humides du Cameroun

Tomedi Eyango Tabi Minette - Préface de François-Xavier Etoa

Les zones humides tropicales, notamment celles du littoral et de leurs bassins versants, sont des espaces d'études de la diversité du patrimoine naturel et de son

évolution. Le partage des connaissances accumulées sur la biodiversité de ces zones géographiques et la mutualisation de l'ensemble des informations permettent de mieux cerner l'état des lieux, d'extrapoler, de modéliser et d'anticiper les impacts afin d'assurer une gestion efficace et durable des ressources et des sites dont certains revêtent un caractère sacré.
(Coll. Études africaines, 29.00 euros, 262 p.)
ISBN : 978-2-343-12968-6, ISBN EBOOK : 978-2-14-004642-1

LA TRAGÉDIE DU PEUPLE FANG
Essai d'anthropologie sociale africaine
Moane Eya
Après plusieurs décennies de pleurs, d'angoisses et de souffrances, le peuple fang doit sécher ses larmes et travailler avec courage, persévérance et espoir afin de briser le mythe de l'obscurantisme dans lequel il est plongé. L'auteur, chercheur, défenseur et gardien de l'authenticité culturelle fang, caresse un espoir : voir les fils et filles fang chanter et danser à l'unisson au rythme profond d'un peuple reconstitué. Après diagnostic, il prescrit un ensemble de thérapies non exhaustives à la misère qui sévit chez les Fangs aujourd'hui.
(Harmattan Cameroun, 17.50 euros, 160 p.)
ISBN : 978-2-343-12023-2, ISBN EBOOK : 978-2-14-004119-8

TRAJECTOIRES DES FEMMES AU CAMEROUN
Entre complexe du masculin et contestation de l'ordre des apparences
Mbede Raymond - Sous la coordination de Raymond Mbede
Ces contributions reproblématisent les représentations culturelles sur les trajectoires des femmes camerounaises à travers leurs stratégies personnelle, locale, sectorielle ou collective autour de deux notions clés : le complexe du masculin et la contestation de l'ordre des apparences. Quels que soient les points de vue abordés, il se dégage de l'ensemble des changements notables en ce qui concerne les trajectoires des femmes au Cameroun. Ces trajectoires combinent à la fois assignation, engagement, innovation et authenticité.
(Coll. Emergences africaines, 26.50 euros, 266 p.)
ISBN : 978-2-343-11713-3, ISBN EBOOK : 978-2-14-004337-6

LE CAMEROUN ET LA GRANDE GUERRE (1914-1916)
Cameroon and the Great War (1914-1916)
Commission camerounaise d'histoire militaire
Préface de Joseph Beti Assomo
Le déclenchement rapide des hostilités, au-delà des causes immédiates connues de la guerre, pourrait faire penser que le Cameroun était l'un des enjeux majeurs de la Grande Guerre hors des frontières européennes. Il est donc indiqué que ce pays, qui porte à jamais les marques indélébiles de cette guerre en Afrique, ne reste pas historiquement passif au moment où les débats à travers le monde sur son histoire ont lieu à l'occasion de la célébration du centenaire de cet évènement.
(Harmattan Cameroun, 42.00 euros, 450 p.)
ISBN : 978-2-343-11769-0, ISBN EBOOK : 978-2-14-004068-9

Structures éditoriales du groupe L'Harmattan

L'Harmattan Italie
Via degli Artisti, 15
10124 Torino
harmattan.italia@gmail.com

L'Harmattan Hongrie
Kossuth l. u. 14-16.
1053 Budapest
harmattan@harmattan.hu

L'Harmattan Sénégal
10 VDN en face Mermoz
BP 45034 Dakar-Fann
senharmattan@gmail.com

L'Harmattan Cameroun
TSINGA/FECAFOOT
BP 11486 Yaoundé
inkoukam@gmail.com

L'Harmattan Burkina Faso
Achille Somé – tengnule@hotmail.fr

L'Harmattan Guinée
Almamya, rue KA 028 OKB Agency
BP 3470 Conakry
harmattanguinee@yahoo.fr

L'Harmattan RDC
185, avenue Nyangwe
Commune de Lingwala – Kinshasa
matangilamusadila@yahoo.fr

L'Harmattan Congo
67, boulevard Denis-Sassou-N'Guesso
BP 2874 Brazzaville
harmattan.congo@yahoo.fr

L'Harmattan Mali
Sirakoro-Meguetana V31
Bamako
syllaka@yahoo.fr

L'Harmattan Togo
Djidjole – Lomé
Maison Amela
face EPP BATOME
ddamela@aol.com

L'Harmattan Côte d'Ivoire
Résidence Karl – Cité des Arts
Abidjan-Cocody
03 BP 1588 Abidjan
espace_harmattan.ci@hotmail.fr

L'Harmattan Algérie
22, rue Moulay-Mohamed
31000 Oran
info2@harmattan-algerie.com

L'Harmattan Maroc
5, rue Ferrane-Kouicha, Talaâ-Elkbira
Chrableyine, Fès-Médine
30000 Fès
harmattan.maroc@gmail.com

Nos librairies en France

Librairie internationale
16, rue des Écoles – 75005 Paris
librairie.internationale@harmattan.fr
01 40 46 79 11
www.librairieharmattan.com

Librairie l'Espace Harmattan
21 bis, rue des Écoles – 75005 Paris
librairie.espace@harmattan.fr
01 43 29 49 42

Lib. sciences humaines & histoire
21, rue des Écoles – 75005 Paris
librairie.sh@harmattan.fr
01 46 34 13 71
www.librairieharmattansh.com

Lib. Méditerranée & Moyen-Orient
7, rue des Carmes – 75005 Paris
librairie.mediterranee@harmattan.fr
01 43 29 71 15

Librairie Le Lucernaire
53, rue Notre-Dame-des-Champs – 75006 Paris
librairie@lucernaire.fr
01 42 22 67 13